Dennis Danner

JA zu mir!

Trauma und seelisches Wachstum

Zum Autor:

Dennis Danner
Diplom-Psychologe, Psychologischer Psychotherapeut.
Leitung des GAP Zentrum für Beratung und Psychotherapie e.V.
Weiterbildungen u.a.: Personzentrierte Psychotherapie, Erlebensorientierte Traumatherapie, Tiefenpsychologische Therapie, Systemische Therapie.
Langjährige Tätigkeit in einer psychosomatischen Klinik.
Freiberuflich tätig als Psychotherapeut, Supervisor und Ausbilder.
Arbeitsschwerpunkte: Integrative Psychotherapie, Traumazentrierte Aufstellungen, Paarberatung, Persönlichkeitsentwicklung.

Kontakt:
GAP Zentrum
Schwanallee 17, 35037 Marburg
pb-gap@t-online.de
www.gap-pb-marburg.de

Dennis Danner

JA zu mir!

Trauma und seelisches Wachstum

Asanger Verlag • Kröning

Umschlaggestaltung:
liveo grafikdesign, Angelika Krikava, info@liveo.de, www.liveo.de

Druck:
PBtisk, a.s., Czech Republic

Bibliographische Informationen der Deutschen Nationalbibliothek:
Die Deutsche Nationalbibliothek verzeichnet diese Publikation in der Deutschen Nationalbibliographie; detaillierte bibliographische Daten sind im Internet über http://dnb.d-nb.de abrufbar.

ISBN 978-3-89334-598-4

Dornen

Wir haben Rosen
gepflanzt
es wurden Dornen
Der Gärtner
tröstet uns
die Rosen schlafen
man muß auch
seine
Dornenzeit lieben.

Rose Ausländer

Inhalt

Psychologie zum Anfassen

Liebe Leserin, lieber Leser!
Ich freue mich, dass Sie sich für dieses Buch interessieren. Ich möchte Sie gerne mitnehmen auf eine Reise ins seelische Wachstum und Ihnen zeigen, wie wir dabei Hindernisse überwinden können.

Das Buch richtet sich an pädagogisch, beraterisch und therapeutisch Tätige sowie gleichermaßen an Menschen, dies sich für Psychologie und Persönlichkeitsentwicklung interessieren. Es stellt allgemeinverständlich und kompakt eine psychologische Landkarte und ein Konzept für die Förderung von seelischem Wachstum aus der Praxis für die Praxis vor.

Ich bin der festen Überzeugung, dass wir Menschen auf der Erde sind, um uns in unserer Einzigartigkeit zu verwirklichen und in unserer wahren Größe zu erfahren. Es ist unser Geburtsrecht, ein erfolgreiches und erfüllendes Leben zu führen. Es ist unser Geburtsrecht, Sicherheit zu erfahren und Freude an den schönen Dingen im Leben zu erleben. Es ist unser Geburtsrecht, Liebe zu erfahren und unsere eigene Liebe als wirksam erfahren zu können. Es ist unser Geburtsrecht, insbesondere eine Liebe zu erfahren, die uns gerade dann trägt, wenn wir nichts leisten, gescheitert sind, feststecken oder gar Schaden angerichtet haben.

Wenn wir uns ernüchtert umschauen, dann scheint aber die Verwirklichung dieses Geburtsrechts oft unerreichbar oder nur Wenigen vorbehalten zu sein. Es gibt in der Tat sehr viel Leiden auf der Erde.

Was ist der Grund dafür? Der Grund ist aus meiner Sicht, dass wir alle unverarbeitete Verletzungen und Traumatisierungen in uns tragen. Diese bilden in uns Strukturen und Mechanismen, die zu einer Entfremdung von unserem Wesenskern führen. Aus Notwehr sind in uns Abwehrhaltungen in Form von Widerstand entstanden. Diese schützen uns einerseits, andererseits verschließen sie unser seelisches System dauerhaft. Das führt zu einer Entfremdung von uns selbst und damit letztlich zu Leidenszuständen. Erfahrungen können sehr schlimm sein, aber nichts ist schlimmer, als dass wir uns selbst verloren haben.

Die Abwehrstrukturen in uns haben zudem zur Folge, dass wir bestimmte Herausforderungen im Leben nicht bewältigen können. Wir scheitern. Die negativen Haltungen, die den Abwehrstrukturen inne wohnen, haben außerdem die verhängnisvolle Neigung, sich ständig zu bestätigen. Auf diese Weise entfernen wir uns immer weiter von dem, was wir sind, was wir wirklich wollen und auch dem, was wir können. Darüber hinaus richten die Abwehrhaltungen, wenn sie unreflektiert ausgelebt werden, großen Schaden an.

Wenn wir dieses Leiden ernst nehmen, kann es in uns die Sehnsucht wecken, die Entfremdung zu überwinden und uns selbst wieder zu finden. Es geschehen glücklicherweise in unserer Kultur Entwicklungen, die nach Antworten auf diese Entfremdung suchen. Die Menschen entdecken immer mehr die heilsame Kraft von Meditation und Achtsamkeit, die Suche nach dem Sinn des eigenen Lebens rückt mehr in den Vordergrund. Die menschliche Evolution ist offenbar an einem Punkt angelangt, wo es möglich ist, die eigene Entwicklung, das eigene seelische Wachstum in die Hand zu nehmen.

Mein Anliegen

Im Rahmen der Arbeitsgruppe, in der ich seit über 15 Jahre lang tätig bin (GAP: mit Einrichtungen in Marburg und in Kassel), habe ich darüber geforscht, was Traumatisierungen sind, wie sie zu verstehen und zu behandeln sind und wie man die Behandlungskompetenz für Traumatisierungen lehren und fördern kann. Meine Ausrichtung dabei ist, aus einer personzentrierten Haltung heraus die Erkenntnisse der Traumaforschung für das Konzept einer integrativen Psychotherapie und für die Förderung von Persönlichkeitsentwicklung fruchtbar werden zu lassen. Schien mir anfangs diese Aufgabenstellung völlig unerfüllbar, so machte ich zunehmend Fortschritte und begann mein Verständnis und meine Einsichten in diese Thematik zu vertiefen. Der eigentliche Durchbruch für mich geschah im Zusammenhang einer schweren Krise, die ich durchmachen musste (im Nachhinein würde ich sagen: durchmachen durfte!). Ich erlebte eine äußerst schmerzliche Trennungssituation, wurde durch alle möglichen Gefühlszustände gewirbelt, hatte zeitweise das Empfinden abzustürzen.

In einem Zustand, als ich versuchte mich innerlich zu sammeln, hörte ich eine hässliche Stimme in mir sagen: „Du bist ein Versager, du willst Psychologe sein und kriegst noch nicht mal eine Beziehung hin. Da siehst du, dass du nichts taugst." Ich spürte, wie mich das niederschmetterte. Da wurde ich wach. Mir wurde schlagartig bewusst, wie diese Verurteilung mich im Griff hatte. Ich fühlte genau, dass dies fremde Bewertungen waren. Meine eigene innere Stimme sagte mir klar, dass das nicht die Wahrheit ist. Ich konnte förmlich vor mir sehen, dass es zwei verschiedene Wege für mich gab. Ich konnte mich einerseits dieser Verurteilung ausliefern und dann war ich in einem Traumazustand verloren. Ich konnte andererseits aber auch zurück finden zur Selbstachtung, mich weiterhin bejahen und parteilich zu mir stehen – gerade angesichts der schweren Lebenssituation. Ich fühlte mich auf einmal frei. Denn ich wurde gewahr, dass ich wählen konnte, ob ich von der Situation traumatisiert werde oder ob ich gestärkt aus der Situation hervorgehe. Es öffnete sich ein tiefes Verständnis dafür, worauf es mir im Leben wirklich ankommt. Egal was passiert, ob ich erfolgreich oder mit etwas gescheitert bin: Ich möchte als Mensch erfahren, dass ich achtens- und liebenswert bin. Ich erfuhr auf tiefe Weise, was Carl Rogers mit dem grundlegenden menschlichen Bedürfnis nach bedingungsloser Liebe wirklich meinte (1987).

Nun begriff ich: Die Trennung war schmerzlich, sicherlich auch enttäuschend für mich und andere. Ich hatte mir das anders vorgestellt. Punkt. Nicht mehr und nicht weniger. Es ging nicht um Schuld oder Versagen. Das waren fremde Zuschreibungen, die in keinster Weise hilfreich waren. Das Geschehen war schon schlimm genug. Warum sollte ich jetzt noch eins drauf setzen und mich verurteilen. Das einzige, was nun wirklich zählte, war in der Selbstliebe zu bleiben und mir menschliche Unterstützung zu suchen, die diesen liebevollen Blick und bedingungslose Selbstbejahung stärkte.

Für diese Einsicht bin ich bis heute ungeheuer dankbar. Seitdem habe ich den Schrecken vor Krisen und vor „Trauma" verloren. In mir fühlte ich die Gewissheit, dass wir Menschen die Fähigkeit haben, Traumatisierungen zu überwinden. Wir können die nötige Bewusstheit und innere Freiheit erlangen, um Traumastrukturen zu durchschauen und uns davon zu befreien. Wir Menschen können lernen, unsere Entwicklung in die eigenen Hände zu nehmen. Wir können uns von der Bindung an zerstörerische Zuschreibungen lösen und zurück finden zu dem, was uns stärkt und wirklich wichtig für uns ist.

Wir können nicht verhindern, dass Menschen schmerzliche Erfahrungen machen und Traumatisierungen geschehen. Aber wir können die Fähigkeit in uns fördern, heilsam damit umzugehen. In diesem Sinne möchte dieses Buch Mut machen, sich Niederlagen, Krisen und Traumatisierungen zu stellen, um sie als Herausforderungen zu begreifen, zu sich zu finden und in der Menschlichkeit zu wachsen.

> Die zentrale Frage, vor die uns Traumatisierungen stellen, lautet: Bin ich bereit, mich zu lieben – gerade dann, wenn ich gescheitert bin?

Die gravierendste Folge von Traumatisierungen ist die Bildung von Abwehrhaltungen und Widerständen, die sehr zerstörerisch sein können. Diese stellen unsere Bejahensfähigkeit vor eine große Herausforderung. Der Ansatz, den ich in diesem Buch vermitteln möchte, mag zunächst paradox anmuten: Ich bin davon überzeugt, dass gerade im Widerstand unser größtes Entwicklungspotential verborgen ist.

Nichts ist zweischneidiger als der Widerstand. Wird er abgespalten und agiert er sich außerhalb der Bewusstheit aus, kann er verheerenden Schaden anrichten. Nicht reflektierte Abwehrhaltungen führen in jedem Fall zu großem Leiden. Wird der Widerstand jedoch bejaht, ins Bewusstsein gehoben und in seiner ganzen Tiefe verstanden, dann offenbart er sich als Tür zu uns selbst. Genau dort, wo wir es am allerwenigsten vermuten, können wir zu unserem Wesenskern gelangen: Zu dem, was wir wirklich sind und wollen und auch können.

Ist das nicht erstaunlich? Davon erzählen übrigens die Märchen und Heldengeschichten. Immer wieder geht es darum, das vermeintlich „Böse“ zu erlösen, damit die wahre Gestalt in Erscheinung treten kann.

Das ist mein zentrales Anliegen in diesem Buch: Wege öffnen an den Punkten in unserem Leben, wo wir leidvoll scheitern, indem wir durch den Widerstand gehen und dabei unser Potential für ein erfolgreiches und erfüllendes Leben zutage bringen.

Sind Sie bereit für diese Reise? Dann steigen Sie ein und schnallen sich an.

Überblick

Hier ist der Fahrplan. Im ersten Schritt wird in diesem Buch eine innere psychologische Landkarte der aufgespaltenen Anteile der Traumastruktur beschrieben.

Im zweiten Schritt wird das Prinzip des Beachtens und Bejahens als zentraler Wirkfaktor zur Förderung von seelischem Wachstum entfaltet, der dazu dient, Menschen wieder in Verbindung mit sich zu bringen.

Im dritten Schritt geht es um die Kernaussage, sozusagen die Mission des Buches. Widerstand wird als die Hauptfolge von Traumatisierungen thematisiert. Es wird dargestellt, dass er nach innen und außen zerstörerisch wirkt, wenn er vom Bewusstsein abgespalten wird. Im Bejahen des Widerstands offenbart sich jedoch, dass in ihm unser größtes Entwicklungspotential verborgen ist. In dieser Schattenseite der Person finden wir unsere Bestimmung, d.h. die Antwort auf die Fragen: Wer bin ich? Und wofür bin ich da?

Im vierten Schritt werden Grundprinzipien des förderlichen Umgangs mit Widerstand beschrieben, um sein Potential zum Blühen zu bringen.

Danke

Meine Forschungen und das Entstehen dieses Buches wären nicht möglich gewesen ohne die förderliche Zusammenarbeit in meiner Arbeitsgruppe. Das Konzept, das ich vorstelle, fußt auf unseren Erfahrungen in Beratung, Psychotherapie, Coaching und Ausbildungsseminaren. Mein besonderer Dank richtet sich an Jürg Hartmann. Von ihm habe ich zahlreiche inhaltliche Anregungen erhalten, die ich im Einzelnen gar nicht alle nennen kann. Viele dieser Impulse habe ich aufgegriffen und zu den Konzepten weiterentwickelt, die ich in diesem Buch vorstellen möchte. Am meisten verdanke ich ihm jedoch, dass er mir die Freude am eigenen Forschen vermittelt hat!

Danke an meine Eltern: Ihr habt mir immer den Raum gegeben, meinen eigenen Weg zu gehen – und schließlich gäbe es mich nicht ohne euch!

1 Was ist ein Trauma?

Trauma ist ein kollektives Geschehen. Zumeist bekommen wir nur die Spitze des Eisbergs mit: Traumatische Strukturen zeigen sich in auffälligem, „merkwürdigen“, zerstörerischen oder gar gewaltsamen Handeln. Man könnte vereinfachend sagen: Überall da, wo wir mit irritierendem Verhalten von anderen konfrontiert werden, stoßen wir auf das Phänomen Trauma. Wenn ich bemerke, dass ich besonders verletzt bin oder mich eine bestimmte Situation in heftiger Weise reagieren lässt, können wir davon ausgehen, dass andere die Spitze meines Traumas angestochen haben. In der Alltagssprache sagen wir dann: Da hat jemand „ein Knöpfchen gedrückt“. Ohne dass wir es kontrollieren könnten, laufen dann bestimmte Mechanismen in uns ab, die uns bei anderen oder uns selbst auf beklemmende Weise unverständlich bleiben.

1.1 Un-erhörtes Verhalten

Schwieriges Verhalten unserer lieben Mitmenschen kann leicht dazu führen, dass wir überfordert sind. Wir finden es dann unerhört, wie andere sich nur so verhalten können. Es hinterlässt uns fassungslos. Das geschieht dann, wenn wir mit den Folgen von Traumatisierungen konfrontiert werden. Umgekehrt erfahren wir, dass wir bei allem guten Willen und größtem Bemühen, beispielsweise unserem Partner gegenüber, dennoch in Konflikteskalationen geraten und in einer destruktiven Weise handeln, die uns selbst verstören kann.

Beispiele für solch unerhörtes Verhalten sind:

- Rückzug, überangepasstes Verhalten,
- Anklammern,
- Autoaggressives Verhalten,
- Übererregung, gesteigerter Bewegungsdrang,
- sexualisiertes Verhalten,
- Aggressivität usw.

Um sich selbst und andere besser verstehen zu können, sei es im professionellen Kontext als Berater, Therapeut oder pädagogisch Tätiger oder sei es im Verhältnis zu Partnern, Freunden, Familienangehörigen oder Kollegen, kann es daher hilfreich sein, den verborgenen Teil des Eisbergs Trauma zu erkunden.

Wir werden im Verlauf dieser Reise ins Trauma erfahren, dass sich in dem unerhörten Verhalten die nicht erhörte Not ausdrückt. Wir werden erfahren, dass das, was uns so zusetzt bzw. womit wir die anderen so vor den Kopf stoßen, Überlebensmechanismen und Abwehrhaltungen sind, die für die Betroffenen eine unverzichtbare Notwehr bedeuten. Deshalb können die betroffenen Menschen nicht einfach mit diesem unerhörten Verhalten aufhören.

1.2 Trauma: Situation und innere Struktur

Wenn wir das Wort Trauma hören, dann denken wir zunächst an ein furchtbares Geschehen. Jemand hat etwas Schlimmes erlebt, einen Unfall, sexuellen Missbrauch, eine Gewalttat oder eine Naturkatastrophe. Die Traumaforschung hat uns gezeigt, dass nicht nur einzelne, furchtbare Erfahrungen uns traumatisieren können, sondern auch lang anhaltende belastende Erfahrungen mit einem lieblosen Milieu. Wenn z.B. einem Kind wiederholt zu verstehen gegeben wird „du kannst nichts, du bist nichts, aus dir wird nie was“, dann kann es das vielleicht ein paar Mal wegstecken, aber auf die Dauer wird es mürbe. Und wenn dann noch ein äußeres Indiz dazu kommt, das vermeintlich bestätigt, dass es nichts taugt, weil es z.B. einen Fehler gemacht hat, dann kann es schließlich in dem Kind einen „Knacks“ geben. Es ist traumatisiert.

Wir können unterscheiden zwischen einer traumatischer Situation als Auslöser bzw. traumatischer Reaktion und traumatischem Prozess, die zur Bildung von inneren Abwehrstrukturen führen (Fischer & Riedesser 1999). Eine Situation führt dann zu einem Trauma, wenn durch eine existentiell bedeutsame Situation die Bewältigungsfähigkeit der Person zusammenbricht.

Das heißt, dass es individuell sehr verschieden ist, welche Verletzung traumatisierend wirkt. Auch wenn es Extremsituationen gibt, die praktisch jeden Mensch traumatisieren, so ist es doch vom Einzelnen abhängig, ob er von einer Verletzung traumatisiert wird – je nach dem, welche Bedeutung sie subjektiv für ihn hat. (weiteres siehe Kapitel 3)

Ein Trauma führt zu einer dauerhaften Schädigung in der Seele des Menschen. Wodurch wird die Zerstörung so chronisch und scheinbar unumkehrbar?

Die traumatische Situation ist nur ein Aspekt des Traumas - sozusagen das auslösende Moment. Der zweite Aspekt des Traumas ist die veränderte seelische Struktur.

Es kommt erst dadurch zu einer dauerhaften Störung, weil als Reaktion auf die traumatische Situation Strukturen in der Seele errichtet werden, die sich gegen die Person wenden. Das hängt mit zwei Vorgängen zusammen. Die Person *verschließt* sich und erstarrt– sie *spaltet* die für sie nicht bewältigbare traumatische Erfahrung von sich *ab* (freeze und fragment, Huber 2003). Als zweites wird in verhängnisvoller Weise ein Milieu der *Selbstverneinung* in der Person aufgebaut und verfestigt. Die Person verliert als Folge den Glauben an sich selbst und an die Sinnhaftigkeit der Welt.

Der Kern des Traumas ist:
Die Person ist dauerhaft in ihrer Selbstachtung zerstört.

Grundlegend für den traumatischen Prozess und den Aufbau der selbstverneinenden Struktur ist die Bindung an ein verneinendes Milieu. Über die frühen Bindungen vermittelt sich eine Bereitschaft zur Selbstverneinung. Dieses sog. „Bindungstrauma" (Ruppert 2005) bildet den Keim für den weiteren Prozess: Spätere verletzende Erfahrungen werden aus Sicht der schon bestehenden Selbstverneinung bewertet und führen dazu, dass sich die selbstverneinenden Strukturen weiter verfestigen. (siehe Kapitel 4)

Dann ist eine Struktur in der Seele entstanden, die sich gegen die eigene Person richtet, die sie dauerhaft in Frage stellt. Eine Struktur der Selbstverneinung, die letztlich Gewalt gegen die Person selbst ist.

Weil man damit nicht leben kann, entwickeln die betroffenen Menschen kompensatorische Mechanismen, um auf dieser Grundlage dennoch überleben zu können. Es kommt zur Ausbildung von bestimmten Rollen (z.B. Opfer, Retter, Macher, Herrscher, Kontrolleur usw.), die helfen sollen, das Leben in der Traumawelt zu bestehen. Diese Überlebensmuster sind zu verstehen als Ausdruck der inneren Not. Sie sind eine Notwehr angesichts der Erfahrung, einer bedrohlichen und unverlässlichen Welt als ein nicht achtenswerter Mensch gegenüberstehen zu müssen. Insofern sind sie für die Betroffenen aus ihrer subjektiven Sicht unverzichtbar. Gleichwohl bringen diese Muster neue Schwierigkeiten für die Betroffenen mit sich, denn sie können damit andere wiederum verneinen und verletzen und wenn sie nicht auf Menschen treffen, die im unerhörten Verhalten die Not sehen, kann sich ihre Isolation verstärken.

Auf diese Weise können die Gewaltstrukturen im Inneren eine Kultur der Verneinung und Gewalt im Äußeren schaffen, wenn der Teufelskreis der Verneinung nicht durchbrochen wird.

Um aus dieser Spirale aussteigen zu können, braucht es aus meiner Sicht eine Kultur der Selbstbejahung, an der wir im mitmenschlichen und insbesondere im pädagogischen und psychotherapeutischen Bereich arbeiten können. Dazu später mehr (vor allem Kapitel 10).

1.3. Sicherheit und Zugehörigkeit

Um die Entstehung von Traumatisierungen verstehen zu können, aber auch um Wege aus dem Trauma finden zu können, ist es notwendig, die grundlegenden Bedürfnisse von Menschen zu berücksichtigen.

Existentiell unverzichtbar ist für Menschen die Erfahrung von Sicherheit und Zugehörigkeit.

Bindung und Bezogenheit sind von Anfang an die wichtigsten Aspekte in unserem Leben, damit wir uns als Menschen sicher fühlen können. Selbst schwierigste Situationen können wir bewältigen, wenn wir uns sozial aufgehoben erleben. Nur soweit wir uns in der Bindung an unsere Bezugspersonen sicher fühlen können, sind wir in der Lage, Schritte in die Welt zu gehen und zu lernen. Je sicherer für uns der Heimathafen ist, desto mehr können wir es wagen, uns in das Abenteuer der offenen See des Lebens zu begeben. Wenn wir aber das Bezogensein zu Anderen als unsicher erleben, dann neigen wir dazu, uns defensiv zu verhalten: Wir vermeiden es dann, uns auf unbekannte Gewässer einzulassen. Im Extremfall halten wir uns an Vertrautem und Gewohntem fest – auch wenn es uns einschränkt oder schadet – weil uns die Sicherheit fehlt, einen Schritt in etwas Neues zu wagen.

Das grundlegende Bedürfnis nach Sicherheit und Zugehörigkeit erfüllt sich dann, wenn Menschen sich positiv beachtet fühlen. Die große Bedeutung von positiver Beachtung für die menschliche Entwicklung hat Rogers (1987) in seinem wegweisenden personzentrierten Konzept formuliert. Es gibt gute Gründe für die Annahme, dass unser tiefstes Bedürfnis der Erfahrung *bedingungsloser* positiver Beachtung gilt. Nichts gibt uns wahrscheinlich mehr Sicherheit, als eine Liebe zu erfahren, die keine Bedingungen stellt. Es geht um das Ideal einer Wertschätzung, die selbst dann bestehen bleibt, wenn unsere Verhaltensweisen Anderen nicht gefallen. Die positive Beachtung, die ein Mensch als Kind erfährt, fördert ihn darin, dass er in Übereinstimmung mit sich (Kongruenz) fühlt und handelt, und sie lässt in ihm die Fähigkeit zur positiven Selbstbeachtung wachsen. Wenn positive Beachtung aber fehlt, kann dies dazu führen, dass wir bestimmte Anteile, z. B. Gefühle oder Wünsche aus unserem Erleben ausklammern als Versuch, die Erfahrung von Zugehörigkeit und damit Sicherheit zurück zu gewinnen. Damit verlieren wir aber die Übereinstimmung mit uns selbst. Genau das wird dann zu einer ständigen Quelle von Unsicherheit und Angst, denn wir haben nun dauerhaft das Problem. dass es etwas in uns gibt, das vermeintlich nicht seinen Platz in der sozialen Gemeinschaft hat.

Wir kommen damit zu einem wesentlichen Grundsatz für die weiteren Betrachtungen. Unser grundlegendes Bedürfnis nach Sicherheit und Zugehörigkeit erfüllt sich dann, wenn wir vor uns selbst und den Anderen gut dastehen, wenn wir angesehen sind. Das Wort „*Ansehen*“ drückt in seinem doppelten Wortsinn so schön aus, was ich vermitteln möchte: Es geht um die Erfahrung, *gesehen zu sein* (d.h. beachtet und verstanden zu sein) und ein *Ansehen zu haben* (d.h. wert geschätzt zu sein). Die große Bedeutung, die das Ansehen für uns hat, zeigt sich darin, was Menschen nicht alles unternehmen oder sich gar antun, um ihren sozialen Status zu erhöhen. Ein schnelles Auto, ein toller Job, ein begehrter Partner, großes Wissen, vorzeigbare Erfolge, unermüdliches Arbeiten, sportliche Höchstleistungen, geliftete Falten usw. – all das kann uns je nach Geschmack als Statussymbol dienen, das uns helfen soll, gut dazustehen. Umgekehrt ist unsere Gesellschaft in hohem Maß von Angst vor Fehlern, vor Versagen oder Statusverlust bestimmt.

Das Bedürfnis, angesehen zu sein, erfüllt sich darin, dass unsere körperlichen Grundbedürfnisse nach Nahrung und Schutz gestillt werden und dass unsere sozialen Bedürfnisse nach Zuwendung und Förderung beantwortet werden. Denn auf diese Weise erfahren wir, dass wir zugehörig sind. Das gibt uns Sicherheit.

Für unser Überleben und für unsere Entwicklung sind wir gerade als Kinder auf Bindung angewiesen. Diese Notwendigkeit macht uns allerdings auch verletzbar. Denn es gehört zu unserem Menschsein, dass unser soziales Ansehen gefährdet ist. Wir erfahren Kontaktabbrüche, Verluste, Alleingelassenwerden oder sogar offene Abwertung, Angriffe auf unser Werterleben oder krasses Ausgeschlossenwerden.

Traumatisierungen geschehen dann, wenn Menschen in eine existentielle Notlage geraten, die sie nicht abwenden können – und sie sich mit der Not und den damit verbundenen Gefühlen alleingelassen erleben. Mit einem existentiellen Mangel isoliert zu sein, erfahren wir als eine unerträgliche Form der Nichtzugehörigkeit, als Beleg der Wertlosigkeit und damit als einen unfassbaren Verlust des menschlichen Ansehens. In dieser Situation sind wir der Sicherheit beraubt, die wir unerlässlich für ein gelingendes Bewältigen des Lebens brauchen.

2 Ein Modell zur Traumaanalyse

Im Folgenden möchte ich Ihnen ein 4-Felder-Schema vorstellen, mit dem wir griffig Traumastrukturen beschreiben können. Eine wesentliche Anregung zur Entwicklung des Konzepts verdanke ich dem Statusmodell von Astrid Posner (2013). Ausgehend von Ideen des Improvisationstheaters hat sie ein Modell zum Zweck des Kommunikationstrainings entwickelt. Übernommen habe ich von ihr die Idee, zwischen äußerem und innerem Status zu unterscheiden. Ich habe jedoch andere Kategorien zugrunde gelegt, um das Modell für die Traumaanalyse nutzbar zu machen (vgl. Abbildung 1).

Das Statusmodell von Astrid Posner beschreibt vier verschiedene Varianten, wie wir versuchen, unsere Ziele zu erreichen: Dominant, diplomatisch, motzig bzw. einfühlsam (diese Strategien gehören in meinem Konzept in das Feld 1). Um traumatische Prozesse verstehen zu können, müssen wir uns aber gerade solchen Situationen zuwenden, in denen diese Strategien scheitern. Traumatische Erfahrungen erleiden wir, wenn in existentiell bedeutsamen Situationen unsere Strategien, die ein Scheitern abwenden sollen, völlig aussichtslos sind.

Deshalb unterscheide ich in meinem Modell im sog. „äußeren Status" zwischen „Erfolg" und „Niederlage". Erfolg bedeutet in diesem Zusammenhang, dass das eintritt, was ich erreichen will. Niederlage bedeutet, dass etwas geschieht, was ich nicht haben will – sei es, dass ich ein gewünschtes Ziel nicht erreichen kann oder dass ich etwas Unerwünschtes nicht verhindern kann.

Im „inneren Status" unterscheide ich zwei verschiedene Haltungen, die ich im Verhältnis zu mir einnehmen kann: Ich bejahe mich und lasse mich zu oder ich verneine mich und schließe mich aus. D.h. ich kann in einer Situation auch dann, wenn ich scheitere, parteilich zu mir stehen oder ich kann mich ablehnen, wenn nicht das eintritt, was ich erreichen will – dann bin ich außen orientiert und lasse mich von den Bewertungen der Anderen bestimmen.

„Im Innenverhältnis von Menschen nimmt Bejahen und Verneinen die besondere Form des Selbstbejahens und Selbstverneinens an. Selbstbejahen und Selbstverneinen sind die übergeordneten Handlungen der

Menschen zu sich selbst, mittels derer sie ihr eigenes auf die Welt bezogenes Handeln gemäß ihrer übergeordneten Gesichtspunkte steuern und regeln.“ (Hartmann 2011, S. 9-10)

Die vier Felder des Schemas, die durch die Kategorien innerer bzw. äußerer Status gebildet werden, markieren grundlegende Stationen in unserer Lebensgeschichte.

Feld 1 (das erhoffen wir):
Unser Drängen ist darauf ausgerichtet, Erfolg zu haben, damit wir uns innerlich obenauf fühlen können. Erfolg kann subjektiv sehr verschieden aussehen. Es kann bedeuten, dass wir Bestätigung oder Liebe bekommen, dass wir Besitz oder Ansehen erwerben, dass wir einen Partner finden, dass wir eine Leistung erbringen, dass wir besser, schöner, schlanker sind, dass wir Verluste verhindern können, dass wir Angriffe abwehren können usw. Gegen dieses Streben ist natürlich überhaupt nichts zu sagen. Es gehört zum Leben unabdingbar, sich Ziele zu setzen und diese erreichen zu wollen. Genau wie ein Spiel oder sportlicher Wettkampf gerade dadurch Spaß macht, dass wir gewinnen wollen. Wir geraten allerdings in eine verhängnisvolle Außenorientierung, wenn wir glauben, dass wir uns nur im Falle eines Erfolgs achten können.

Feld 2 (das erfahren wir):
So sehr wir uns auch bemühen, das Leben beschert uns dennoch immer wieder Niederlagen. Wir können letztlich nicht verhindern, dass wir Verluste erfahren, dass wir Enttäuschungen erleben, dass ein Vorhaben scheitert, dass wir Fehler machen, dass wir an Grenzen stoßen und ein Problem nicht überwinden können oder dass es uns nicht gelingt, etwas abzuwenden, was auf keinen Fall geschehen soll. Wenn diese Niederlage nun dazu führt, dass wir uns selbst dafür verurteilen, dann wird aus dieser Niederlage ein persönliches *Versagen*. Auf diese Weise entsteht ein „Traumaknoten“: Ich erlebe einen Misserfolg, den ich nicht abwenden kann (=Niederlage) und es wird eine Verneinung (z.B. „ich bin nichts wert“, „ich bin schuldig“, ...) damit verknüpft. Wie später erläutert wird, geschieht diese Bewertung im Einklang mit meinem Bezugssystem. Die Bewertung der Niederlage ist im Grunde

ein Versuch, dieser auszuweichen. Dabei orientiere ich mich an dem Vermeidungsverhalten, das ich bei meinen Eltern in frühester Kindheit aufgenommen habe. Wir sprechen hier vom sog. Bindungstrauma.

Ist nun ein Traumaknoten aus Niederlage und Bewertung geknüpft, dann befinden wir uns in einer Situation, mit der wir eigentlich nicht leben können. Denn wir werden in diesem Fall von einer vernichtenden negativen Sicht auf uns selbst und die Welt beherrscht.

		Äußerer Status	
		Erfolg	*Niederlage* Mangel, Verlust, Enttäuschung, Fehler
Innerer Status	*Bejahe* mich (in Übereinstimmung sein)	1 Drang, erfolgreich zu sein, um Annerkennung zu finden	4 Entwicklung und Heilung
	Verneine mich (Bindung an Bezugssystem)	3 Rettung in defensive Strategie, Widerstand, Unversöhnlichkeit	2 Bewerte Misserfolg als Versagen, Traumaknoten

Abb. 1: 4-Felder-Schema zur Traumaanalyse

Feld 3 (so versuchen wir uns zu retten):
Um uns aus diesem unhaltbaren Zustand des Versagens zu retten, wenden wir eine besonders trickreiche Strategie an: Wir versuchen obenauf zu sein, obwohl wir einer ablehnenden Bewertung ausgesetzt sind. Dies gelingt uns, indem wir uns über das Geschehen stellen. Das Darüber-Stellen geschieht durch maßlose Übertreibung: Die Erfahrung von Mangel wird in einer verabsolutierten und nicht korrigierbaren Weise verzerrt (z.B. jetzt ist alles aus, nichts kann mir mehr helfen, ich bin ein völliger Versager, die Welt ist von Grund auf schlecht, usw.). Auf diesem Weg gelingt der „Erfolg", dass wir in einer Weise Recht behalten können, gegen die keiner mehr ankommen kann. Wir

kommen in einen Zustand des trotzigen Verschließens, in dem nichts mehr an uns herankommen kann. Wir behaupten uns durch einen unüberwindbaren Widerstand, um dem Verlust an Ansehen zu entkommen. Das wird zur sicheren Festung, in die wir uns zurückziehen können. Im Grunde genommen ist es ein Zustand tiefster Unversöhnlichkeit als Ausdruck davon, dass wir uns gegenüber einer Welt verschließen, die uns Niederlagen zumutet. Wir erringen damit auf tragische Weise einen selbstschädigenden Triumph. Das Beharren auf der verabsolutierten negativen Lebenshaltung lässt nichts mehr an mich herankommen – also auch nichts Gutes. Es verhindert, dass ich neue Erfahrungen mache. Durch dieses Verschließen wird das Trauma chronisch.

Feld 4 (so können wir uns entwickeln und heilen):
Das ausweichende Handeln entsprechend der Haltung des Feldes 3 führt irgendwann zu einem immensen Leidensdruck. Die defensive Strategie verhindert, dass wir unsere Ziele erreichen bzw. Probleme lösen können, da sie in letzter Konsequenz selbstschädigend wirkt. Wenn wir uns entwickeln und von diesen einengenden Haltungen befreien wollen, dann ist es notwendig, dass wir uns den Niederlagen stellen, die wir im Leben erfahren. Dies geschieht aber nur dann in einer heilsamen Weise, wenn wir unsere Erfahrungen mit einer Haltung der Selbstfürsorge und Selbstbejahung aufarbeiten. Die zentralen Befreiungsschritte in unserem Leben führen uns aus der Abhängigkeit von äußeren Bewertungen hin zu eigener Parteilichkeit, um in der liebevollen Selbstbeachtung zu wachsen – und zwar gerade da, wo wir Scheitern erfahren. Das ist die fundamentale Bedeutung des vierten Feldes! Alle Problemlösungen, Entwicklungsprozesse, Befreiungsschritte und therapeutischen Prozesse finden in diesem Feld statt. Es bezieht seine Grenzen überschreitende Kraft aus der Umkehr zur bedingungslosen Selbstbejahung.

In den folgenden Abschnitten soll gezeigt werden, wie wir dieses Modell sowohl zum Verständnis von traumatischen Vorgängen und Strukturen als auch zum handlungsleitenden Wegweiser für therapeutische Prozesse nutzbar machen können. Der Einfachheit halber werde ich im weiteren Text die Felder nach ihrer Nummerierung benennen.

3 Die traumatische Situation

Das Unfassbare geschieht und lässt sich nicht abwenden

Wie im letzten Abschnitt beschrieben, sind wir in völlig menschlicher Weise darauf ausgerichtet, im Leben erfolgreich zu sein, damit wir vor uns gut dastehen können. Was aber tun, wenn wir einer Notlage ausgesetzt sind, die wir nicht abwenden können?

Wir können nicht verhindern, dass wir Gewalt erfahren, gegen die wir uns nicht wehren können, dass wir verlassen werden oder unseren Job verlieren und nichts dagegen tun können, dass wir etwas Gutes erreichen wollen und es nicht gelingt oder noch schlimmer wir sogar einen Schaden anrichten. In eine existentielle Notlage zu geraten, bedeutet: Es geschieht etwas, das uns auf keinen Fall passieren soll. Unsere Bewältigungsfähigkeit versagt genau dort, wo sie am nötigsten wäre.

Es gibt natürlich Extremsituationen, die bei nahezu allen Menschen zu Traumatisierungen führen (z. B. Missbrauch, Folter). Ob wir aber von einem Geschehen traumatisiert werden, wird nicht in erster Linie durch das Ereignis selbst bestimmt, sondern durch die Wechselwirkung von Ereignis und erlebender Person. Wenn ein übermächtiges Ereignis unsere Abwehrfähigkeit hinwegrafft und wir in einem abwehrenden Nein dagegen erstarren, weil wir weder flüchten noch kämpfen können, dann erfahren wir zunächst einen *Schock*. (s. Abbildung 2)

Eine Situation, die in unfassbarer Weise unsere Bedürfnisse missachtet (z.B. Bedürfnis nach Sicherheit oder Zugehörigkeit), führt zunächst zu einem Schock, weil sie uns mit der eigenen Ohnmacht konfrontiert. Daraus wird ein Trauma, wenn die Ohmacht mit einer selbstverneinenden Überzeugung verknüpft wird (z.B. „ich bin nichts wert", „ich darf nicht da sein"). Dies geschieht insbesondere dann, wenn wir uns mit der Not allein gelassen fühlen.

Nehmen wir als Beispiel, dass ein Erdbeben geschieht. Eben fühlten wir uns noch sicher in unseren vier Wänden, da geschieht das Unfassbare: Die Erde unter unseren Füßen bebt. Instinktiv rennen wir zur Tür und aus dem Haus, um uns in Sicherheit zu bringen. Wir können uns retten, bevor das Haus einstürzt und unser Hab und Gut unter dem

Schutt begraben wird. Nach und nach erfasst uns eine Lähmung, wir erstarren. Wir wollen nicht wahrhaben, dass das geschehen ist. Wir wollen auch nicht akzeptieren, dass wir es sind, die betroffen sind. Das kann und darf nicht sein. Unser ganzes Wesen ist ein einziges Nein. Unser Vertrauen in uns selbst und die Welt ist erschüttert.

		Existentielle Verlusterfahrung oder Bedrohung
	1 Habe alles unter Kontrolle	4
Das darf nicht geschehen!	3	2 Erstarrung

Abb. 2: Schock

Auf diese Weise geraten wir in einen Schockzustand, wir verschließen uns gegenüber dem Geschehen. Es ist aber wohlgemerkt noch kein Trauma. Ob sich aus dieser schockierenden Erfahrung ein Trauma entwickelt, hängt davon ab, wie wir zu uns selber stehen angesichts des nicht abwendbaren, überwältigenden Geschehens. Viele Menschen kommen nach einem Erdbeben schrittweise wieder zu sich. Hilfreich ist dabei vor allem soziale Unterstützung. Sie realisieren, dass ihr Haus beschädigt ist, sie selbst aber noch am Leben sind. Es gelingt ihnen, die Erfahrung zu integrieren, dass die Erde auch beben kann. Sie beginnen zu akzeptieren, dass auch das zum Leben gehört, dass man sich darauf einstellen muss – auch wenn man es nicht unbedingt haben will. In diesem Maße treten sie wieder aus ihrer Erstarrung und verlassen damit den Modus, der einzig und allein auf Überlebenssicherung ausgerichtet ist.

Aber es gibt auch Menschen, bei denen solch eine Erfahrung zu einem Trauma führt. Dies geschieht, wenn sie sich z.B. dafür als schuldig ansehen und verurteilen, weil das Erdbeben sie getroffen hat („ich hätte nicht in diese Stadt ziehen sollen“, „Gott straft mich mit diesem Unheil“, „ich bin verloren“, ...). Wenn sich diese selbstverurteilende Haltung festsetzt, dann bildet sich ein dauerhafter Traumazustand: Die Betroffenen sind dann in ihrer Identität erschüttert, sie haben den Glauben an sich, an die Welt und an einen Sinn im Leben verloren.

Das Geschehen führt nur deshalb zu einer Traumatisierung, weil sich die Erfahrung der Ohnmacht mit einer negativen Bewertung oder Interpretation zu einem Traumaknoten verknüpft. Das ist die Form, wie Menschen in einer ohnmächtigen Situation Nein zu dem Geschehen sagen, wenn die Ohnmacht aus ihrem Leben ausgeschlossen werden soll. Sich zu verurteilen, ist ein hilfloser Versuch angesichts der unüberwindbaren Erfahrung die Illusion von Kontrolle aufrechtzuerhalten. Denn es gibt jetzt wenigstens eine Erklärung, warum es geschehen ist.

Was traumatisierend wirkt, ist individuell sehr verschieden. Wenn ein Geschehen einen Menschen an einem empfindlichen Punkt trifft, dann kann dies ein schweres Trauma auslösen, während andere davon völlig unberührt bleiben können.

		Neues Geschwister kommt
	1 Ich bin ein gutes Kind	4
Abwertung	3	2 Ich bin ein ungeliebtes Kind

Abb. 3: Geschwister kommt

Belastungen während der Geburt oder vorgeburtliche Erfahrungen können zu Traumatisierungen führen. Generell ist die Kindheit eine sehr sensible Phase, in der äußerlich gesehen scheinbar harmlose Ereignisse enorme Traumatisierungen auslösen können.

Als Beispiel sei ein Kind genannt, das von seinen Eltern erfährt, dass ein Geschwister unterwegs ist (s. Abb. 3). Was für manche ein freudiges Ereignis sein kann, weil sie nun endlich einen Spielkameraden haben, kann für ein entsprechend disponiertes Kind eine schreckliche Bedrohung bedeuten. Es interpretiert das Kommen des neuen Geschwisters so, dass die Eltern mit ihm nicht zufrieden seien, dass es nicht gut genug sei und sie sich nun ein besseres Kind beschaffen. Mit diesem Blick wird das Kind fortan immer wieder Bestätigungen dafür finden, dass es ungeliebt und benachteiligt ist.

Aber auch im Erwachsenenalter kann es zu gravierenden Traumatisierungen kommen z.B. durch Verluste, Mobbing oder Gewalterfahrungen. In jedem Fall ist es so: Das Trauma entsteht aus der verhängnisvollen Verknüpfung von „ich bin ohnmächtig" mit „ich bin nichts wert". Dieser Traumaknoten ist nicht bewältigbar. Jetzt sehe ich mich einer unhaltbaren Situation gegenüber, die nicht zu fassen ist. Die Aussichtslosigkeit bestätigt mir, dass ich Nichts bin. Jetzt muss ich mit etwas leben, womit nicht zu leben ist. Um zu retten, was zu retten ist, beginnen Abspaltungsprozesse: Das Geschehen, die eigene Ohnmacht und die damit verbundenen Gefühle werden aus dem Erleben ausgeschlossen.

3.1 Traumaformen

Gewöhnlich denken wir bei Trauma an Naturkatastrophen, Unfälle, Gewalterfahrungen, sexuelle Übergriffe und ähnliches. Diese Ereignisse werden in der Literatur zu Trauma unter dem Begriff „Typ I-Trauma" gefasst (siehe z.B. Fischer & Riedesser 1999). Dies bezieht sich auf ein einmaliges überwältigendes Geschehen. Es gibt aber auch Traumaformen, die durch längerfristige Umstände ausgelöst werden. Diese nennt man „Typ II-Trauma" oder kumulative Traumatisierungen. Dabei handelt es sich um Konfrontation mit schädigenden Milieus. Diese Form der Traumatisierung erfolgt schleichend und ist zum Teil nur sehr schwer fassbar. Wird einem Kind bspw. immer wieder gesagt, dass es nichts taugt und dass nichts aus ihm werden wird, dann wird es vermutlich irgendwann in ihm einen Knacks geben. Es knickt vor dieser Lieblosigkeit ein und übernimmt die Zuschreibung, um weiter an seine Eltern glauben zu können. Ein weiteres typisches Beispiel für solch ein Geschehen ist die Erfahrung von Mobbing. Mobbing ist so angelegt, dass man nicht dagegen ankommen kann. Die Angriffe und Zuschreibungen sind nicht zu klären oder auszuräumen. Immer wieder unter Druck gesetzt und abgewertet. bricht die Person irgendwann innerlich, manchmal auch körperlich zusammen. In der Person zieht sich der Traumaknoten fest: Ich bin nichts, weil ich mich nicht wehren kann. Betroffene brauchen in diesem Fall unbedingt Hilfe, weil sie alleine nur schwer aus der Mobbing-Falle herausfinden (Regina Sichart-Hartmann 2011).

3.2 Posttraumatische Belastungsstörung

Eine Sonderform des Traumas und wahrscheinlich die bekannteste ist die Posttraumatische Belastungsstörung (PTBS). Sie beschreibt das akute Geschehen, wenn ein Mensch eine Typ I-Traumatisierung erfahren hat, d.h. wenn ein Ereignis ihn so überrollt hat, dass es seine Bewältigungsfähigkeit in massiver Weise überfordert hat (z.B. eine Naturkatastrophe, ein Unfall oder eine Gewalterfahrung). Die traumatische Reaktion zeigt sich in folgenden Phänomenen:

- Intrusion: Es kommt zu einem Wiedererleben des Geschehens, das ist ein prinzipiell sinnvoller Selbstheilungsversuch. Dies führt aber nur dann zu einer Bewältigung, wenn es aktiv zugelassen wird. Das hat z.B. Siegfried Petry (1996) beschrieben. Wenn es jedoch aus einer Position der Hilflosigkeit als Ausgeliefertsein (statt als Ohnmacht) bewertet wird, führt es zu verzweifelten Abwehrreaktionen.
- Erstarren und Übererregung: Abwehrprozesse führen dazu, dass der Betroffene sich gegen das Wiedererleben in Notwehr verschließt (soz. wie ein Totstell-Reflex), es entsteht eine unerträgliche innere Spannung zwischen „ich kann nichts tun, aber ich muss etwas tun.“ Dies geht einher mit einem stark überhöhten körperlichen Erregungslevel im Sinne einer maximalen Stressreaktion.
- Spaltung/Dissoziation: Als Rettungsversuch beginnen Spaltungsprozesse. Das Geschehen, die eigene Ohnmacht und die damit verbundenen Gefühle werden vom bewussten Erleben abgetrennt. Dies kann im Extremfall mit Gedächtnisverlust, emotionaler Ab-

stumpfung oder Entfremdungserleben einhergehen (dies ist eingehend beschrieben z.B. von Peter Fiedler 2001).

Durch diese gegenläufigen Reaktionen kommt es zu einem Pendelprozess zwischen aufgedrängtem Wiedererleben, das nicht zu Ende geführt wird und verzweifelter Abwehr, die aber gegen das Wiedererleben nicht wirklich ankommt. (s. Abbildung 4)

Ob aus dieser akuten traumatischen Reaktion ein chronischer traumatischer Prozess wird, hängt wesentlich davon ab, ob die Betroffenen soziale Unterstützung bekommen. In einem Zustand der Isolation kann man mit einem überwältigenden Ereignis nicht umgehen, so dass die Betroffenen in ihrer Vermeidungshaltung stecken bleiben. Hilfreiche Beziehungen können aber darin stärken, sich dem Geschehen zu stellen, um es verarbeiten zu können.

		Wiedererleben der traumatischen Situation
	1	4
Abwehr	3 ← Dissoziation	2 Intrusion →

Abb. 4: PTBS

Die Posttraumatische Belastungsstörung als Extremreaktion auf ein extremes Ereignis macht in ihrer krassen Form alle wesentlichen allgemeinen Merkmale von traumatischen Prozessen deutlich. Wir können sie als Extremform der Stressreaktion ansehen.

Die *Selbstverneinung* bildet die eigentliche Ursache für die Spaltungsprozesse und die daraus hervorgehenden traumatischen Strukturen, die zu einer chronischen Störung führen. Denn die Selbstverneinung als Reaktion auf das überwältigende Geschehen ruft starke Leidensgefühle hervor, weil sie zu einem unhaltbaren inneren Widerspruch führt: Ich darf nicht ohnmächtig sein, aber ich bin es in einer unübersehbaren Weise. Um mich zu schützen, verschließe ich mich vor der Erfahrung. Für mich und meine Gefühle gibt es nun keinen Raum mehr.

Die Spaltungsvorgänge retten mich in Form einer Notlösung von dem unerträglichen Geschehen:

- Das Erleben von Ohnmacht wird abgespalten.
- Die eigenen Gefühle sind abgespalten.
- Die Verneinung trennt uns ab von der Selbstachtung und der Eigenliebe, die uns den Weg zurück zu unserem Erleben und unserem wahren Wesen weisen könnte.
- Es entsteht eine existentielle Mangelsituation: Wir können dann unseren Wert nicht mehr spüren oder den inneren Halt, die innere Sicherheit oder die innere Wahrheit usw. Wir sind dann also abgetrennt von grundlegenden seelischen Qualitäten.

Durch die Spaltungen ist eine unhaltbare Situation entstanden: Wir müssen nun mit etwas leben, womit man nicht leben kann.

Im Zuge des traumatischen Prozesses schwächt sich das Vollbild der akuten traumatischen Reaktion durch die einsetzenden Spaltungsprozesse ab. Aber die grundlegenden Reaktionen bleiben bestehen. Zum einen finden wir sie als chronische körperliche Spannungs- oder Unruhezustände (z.B. Bluthochdruck, „nervöser" Magen oder Darm, Spannungskopfschmerzen usw.) zum anderen finden wir sie – ausgelöst durch Trigger, d.h. emotional der traumatischen Situation ähnliche Ereignisse – als akute Stressreaktionen.

Der traumatisierte Mensch befindet sich nun dauerhaft in einem Spannungsfeld: Einerseits gibt es eine Annäherungstendenz an das traumatische Geschehen, was sich z.B. in einer Neigung zu Wiederholungen der Erfahrung zeigt, andererseits gibt es als bisher beste Lösung, um sich zu schützen, den Drang das traumatische Geschehen zu vermeiden und die damit verbundenen Gefühle abzuspalten.

4 Bindungstrauma

Ich bin Du

Wie kommt es, dass Menschen auf Notlagen mit Selbst- und Weltverneinung reagieren?

Im vorigen Abschnitt habe ich beschrieben, dass im Traumageschehen existentielle Niederlagen mit einer negativen Sicht verknüpft werden (Traumaknoten). Diese Verknüpfung stammt aus einer grundlegenden frühkindlichen Traumatisierung, die ich Bindungstrauma nenne. Aus der systemischen Forschung wissen wir, dass Traumatisierungen von einer Generation auf die nächste übertragen werden können (siehe Franz Ruppert 2010). So haben beispielsweise die massiven Traumatisierungen der Kriegsgeneration enorme Folgen für die nachfolgenden Kinder und Enkelkinder usw.

Wie funktioniert der Mechanismus der Übertragung von Traumatisierungen?

Um dies zu verstehen, müssen wir zurückgreifen auf die große Bedeutung von Bindung für das Kind. Als Kinder sind wir zum Überleben auf Bindung angewiesen (wir sind sozusagen Herdentiere). Kinder durchlaufen in ihren ersten Lebensmonaten eine sog. *symbiotische* Phase (wer das weiter vertiefen möchte: Margaret Mahler et al. 1993). Die Kinder erleben sich als eins mit der Welt und natürlich auch mit der Mutter. Im Zuge der Individuation treten die Kinder aus diesem Zustand heraus, sie fangen an, sich als eigene Wesen zu begreifen. Das bedeutet für das Kind eine erhebliche Verunsicherung: Es ist wie ein Fallen aus dem Paradies des frühkindlichen Einsseins. Wenn sich das Kind in der Bindung gut aufgehoben fühlt, erlebt es sich dennoch als sicher und ist in der Lage, sich für Neues zu öffnen, zu lernen und die Welt zu entdecken. Erlebt das Kind aber eine Mangelsituation oder Bedrohung, dann wird das Bedürfnis nach Halt und Sicherheit in erhöhtem Maße aktiviert. Die Traumatisierungen, die Eltern mitbringen, führen jedoch dazu, dass bestimmte emotionale Reaktionen oder Verhaltensweisen des Kindes für sie unerträglich sind. Wenn z.B. die Mutter ihre eigene Angst nicht aushält und abwehrt, dann wehrt sie auch die Angst des Kindes ab. Dies führt zu einer Störung in dieser besonders sensiblen Phase der Bindung. Das Kind erlebt dies als einen bedrohlichen Bruch in der Beziehung und begreift intuitiv die Zuschreibung der Mutter: Mit deiner Angst bist du furchtbar.

Folgerichtig versucht das Kind verzweifelt, das Einssein zurück zu gewinnen, indem es sich an die Mutter und ihre innere Welt bindet. Als Versuch den Halt wieder zu finden, beginnt das Kind, sich mit der inneren Welt der Mutter zu identifizieren, insbesondere deren Vermeidungshaltung zu übernehmen – in dem Glauben dadurch die verlorene Qualität des Einsseins wieder zu finden. Auf diese Weise übernimmt das Kind über die Mutter das Milieu seines Bezugssystems, das jeweils durch eine ganz spezielle Form der Vermeidung gegenüber dem Leben geprägt ist. Es erwirbt dadurch ein Basisprogramm in Form einer verneinenden, negativen Haltung sich selbst und dem Leben gegenüber (ich bin nichts wert, ich muss weg, ich bin schuldig, ich bin verloren, …), mit dem es zukünftig automatisch auf bedrohliche Situationen reagiert. Diese Prägung ist deshalb so stark, weil sie für das Kind mit dem Ringen um Liebe, mit der Suche nach Sicherheit im Zuhause assoziiert wird.

Der Mechanismus, der zum Bindungstrauma führt, lässt sich zusammenfassend so beschreiben: Die Vermeidungshaltung ihres Systems in Form einer negativen Sicht wird für die Kinder zur Heimat, zum zentralen *Bezugspunkt,* der Sicherheit und Halt geben soll. Aus der Bindungsforschung wissen wir, dass Kinder angesichts von Herausforderungen oder gar Gefahren sich immer wieder an ihren Heimatstützpunkt rückbinden. Diese Notwendigkeit wird den Kindern unvermeidbar zum Verhängnis: Auf der Suche nach Heimat, die Sicherheit bietet, um der Ungewissheit der Welt begegnen zu können, identifizieren sie sich mit der Welt der Mutter bzw. Eltern. Damit binden sich Kinder dauerhaft an selbstverneinende Überzeugungen. Die negative Sicht oder Selbstverurteilung wird zur unumstößlichen Wahrheit.

Die Folge ist: Kinder glauben dann tatsächlich, dass sie an den traumatischen Leidenszuständen der Eltern schuld und deswegen unwert sind. Das wird für die Kinder irgendwann so unerträglich, dass es zu einem Kipp-Punkt kommt. Sie übernehmen die Zuschreibungen der Eltern. Und sie fassen einen inneren *existentiellen Entschluss* im Sinne eines Versprechens. Dies geschieht zumeist vorsprachlich und ist deshalb dem Bewusstsein nicht so leicht zugänglich. Die Kinder geloben, von nun an so zu handeln, dass sie das Leiden der Eltern (vermeintlich) aufheben.

Dieser existentielle Entschluss führt dazu, dass sich die Kinder eine Verantwortung für ihre Eltern aufbürden, die sie natürlich gar nicht haben, um einen Platz in der Familie und damit in der Welt zu finden. Dieser Entschluss ist die Geburtsstunde des Überlebensmuster (siehe nächstes Kapitel).

	Sicherheit	*Existentielle Mangelerfahrung oder Bedrohung*
Bin bejaht	1 Erfahre Sicherheit	4
Übernehme die Vermeidungshaltung im System	3 Ich gehöre dazu	2 Bin mit meiner Not ausgeschlossen

Abb. 5: Bindungstrauma

In dem autobiografischen Buch „Die Erfindung des Lebens" von Hanns-Josef Ortheil (2009) wird in eindringlicher und beklemmender Weise ein Bindungstrauma beschrieben – besser als dies ein Fachbuch vermag. Im Krieg sind durch tragische Umstände alle anderen Kinder seiner Eltern ums Leben gekommen. Er ist das jüngste und einzig verbliebene Kind. So stellt schon die pure Existenz des Sohnes für die Mutter eine maximale Bedrohung dar. Denn sie wird durch ihn ständig mit den unfassbaren Verlusten ihrer anderen Kinder konfrontiert und sie will nicht schon wieder ein Kind verlieren. Die Mutter reagiert auf diese unerträgliche Situation, indem sie sich so stark gegenüber dem Leben verschließt, dass sie nicht mehr spricht. Der Sohn spürt intuitiv, dass er für die Mutter eine Bedrohung ist (gerade weil sie ihn eigentlich liebt). Als verzweifelten Versuch, die Getrenntheit zur Mutter zu überwinden und Kontakt, Nähe und Halt bei ihr zu finden, übernimmt er die negative, verweigernde Haltung gegenüber dem Leben von der

Mutter. Er ringt darum, Liebe in der Beziehung zur Mutter zu finden und verzichtet deshalb auf ein eigenes Leben, zieht sich von der Welt zurück und wird genauso stumm wie sie.

Im weiteren Verlauf des Buches wird dann beschrieben, wie es dem Vater mit liebevoller Geduld gelingt, den Sohn aus seiner Isolation heraus zu holen. Er findet schließlich einen Zugang zur sprachlichen Kommunikation und wird am Ende ein erfolgreicher Schriftsteller!

Das Bindungstrauma ist in der menschlichen Individuation unvermeidlich. Niemand hat daran Schuld. Es gehört zum Schicksal der menschlichen Entwicklung. Mit dem Bindungstrauma bekommen wir die (vermutlich lebenslange) Aufgabe, uns aus diesen schädigenden Interpretationen und Bewertungen zu befreien und zurück zu einer Selbstbejahung zu finden, die diese grundlegende Prägung überwinden kann. Wir können lernen, unsere Kinder und Andere in dieser Hinsicht zu stärken.

In der Traumatherapie spielt der Bezug zu einem sog. sicheren inneren Ort eine große Rolle bei der Stabilisierung von Klienten, um ein Trauma verarbeiten zu können. Einen wirklich sicheren (inneren) Ort zu finden ist deshalb so wichtig, weil es die heilsame Umkehrung des Bindungstraumas bedeutet.

> Denn der Kern des Bindungstraumas ist:
> Wir suchen existentielle Sicherheit am falschen Ort.
> (Selbstverneinung = Mama = Zuhause = Wahrheit = Sicherheit)

Das Bindungstrauma wird zur Grundlage für alle weiteren Traumatisierungen im Leben. Denn es bestimmt, wie – insbesondere belastende – Erfahrungen verarbeitet werden. Es ist der entscheidende Faktor dafür, dass schockierende Erfahrungen zu einem chronischen Trauma werden.

Die prägende Kraft des Bindungstraumas zeigt sich beispielsweise in einer extremen Form der Traumatisierung dem sog. „Stockholm-Syndrom“: Geiseln neigen paradoxerweise dazu, sich nach einer gewissen Zeit mit den Tätern zu solidarisieren. Den zugrunde liegenden

Mechanismus nennt man „Identifizierung mit dem Aggressor“ bzw. „Täter-introjekt“ (Vogt 2015). Die Opfer machen sich die innere Welt der Täter zueigen, um dadurch vermeintlich Kontakt zum Täter und somit Sicherheit zu finden. Auf diese Weise wird die äußere Gewalt im inneren System der Opfer verankert. Diese Extremvariante verdeutlicht das grundlegende Prinzip des Bindungstraumas: Es kommt zu einer Täter-Opfer-Spaltung in der Person. Die Person übernimmt die Gewalt in ihr eigenes System und ist gleichzeitig Opfer davon.

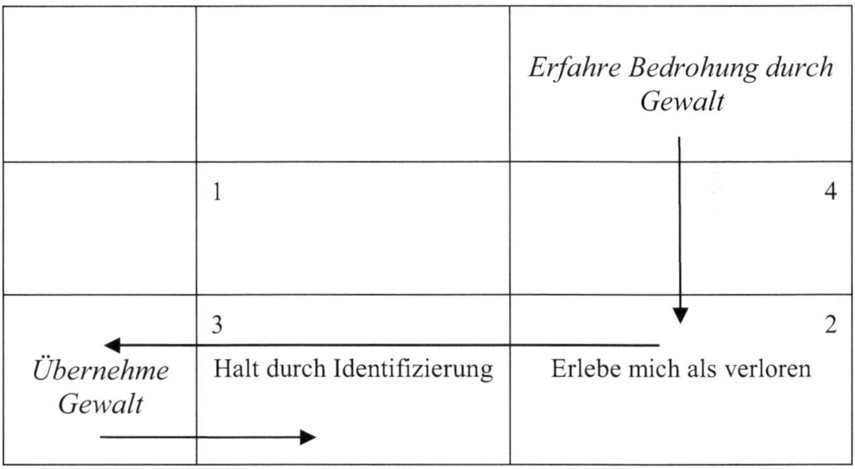

Abb. 6: Täter-Opfer-Spaltung

Das Konzept des Bindungstraumas ist für das Verständnis von chronischen Verläufen psychischer Störungen und von Rückfällen in selbstschädigende Muster enorm wichtig. Es kann auch einen Erklärungsansatz bieten bei Störungen, bei denen man keine gravierenden äußeren Lebensereignisse (traumatische Situationen) in der Vorgeschichte findet.

Wenn die negative Sicht meines Bezugssystems zu meinem inneren Zuhause geworden ist, dann bin ich an etwas gebunden, womit ich im Grunde überhaupt nicht leben kann. Das Bindungstrauma lässt keinen Raum für das Noterleben, insbesondere für die Angst, die durch den Traumaknoten ausgelöst wird. Die negative, verneinende Sicht deckt nicht nur das Erleben von Ohnmacht in der Niederlage zu, es deckt auch diese existentielle Angst zu. Auf diese Weise kommt es zu einer Kette von Abspaltungen.

Eine anschauliche Beschreibung der zerstörerischen Kraft der Negativität aus dem Bindungstrauma kann man in dem Buch „Die unendliche Geschichte“ von Michael Ende (1979) finden. Dort wird das Land Phantasien von einer merkwürdigen Krankheit befallen: Das Nichts breitet sich unaufhaltsam überall aus und verschlingt alles.

Als Ausweg für diese unhaltbare Situation, dass es keinen Raum für das Kind, für seine Ohnmacht und seine Angst gibt, bilden sich in dem Kind als kompensatorische Lösung Überlebensmuster. Diese sollen das Kind davor schützen, dass es noch einmal in eine ohnmächtige Lage kommt und sollen ihm helfen, trotz der Verneinung seinen Platz in der Welt zu behaupten. Darum soll es im nächsten Kapitel gehen.

5 Überlebensmuster

Mit etwas leben, womit nicht zu leben ist

Traumaknoten konfrontieren uns mit einer unhaltbaren Situation. Durch sie wird Ohnmächtig-Sein zu Unwert-Sein und damit zu Hilflosigkeit und Ausgeliefert-Sein. Und die damit verbundenen Gefühle bedeuten Isolation. Aus dem Entschluss heraus „das soll mir *nie* mehr passieren" (nämlich das Erleben von Ohnmacht), entwickeln sich in einem findigen Prozess die sog. Überlebensmuster. Kinder spüren instinktiv, welche Möglichkeiten sie zur Verfügung haben, um Wirkung zu erzielen. Z.B. können sie die Erfahrung machen, dass sie immer dann Beachtung finden, wenn sie besonders jammern oder sich dann niemand an sie heranwagt, wenn sie rücksichtslos herumwüten. Diese Muster, die sich als wirkungsvoll erwiesen haben, verfestigen und verselbständigen sich. Dies ist kein bewusster Prozess. Immer dann, wenn eine Situation danach riecht, dass etwas passieren könnte, was nie mehr passieren soll, dann wird das Muster aktiviert.

Knüpfen wir an das Beispiel des Kindes an, das ein Geschwister bekommt. Die traumatische Verknüpfung befördert es in die Lage des ungeliebten Kindes. Das Kind entwickelt nun die pfiffige Strategie, aus der Position des benachteiligten Kindes eine Masche zu machen. Von nun an wird es immer dann, wenn es in Situationen kommt, die eine emotionale Ähnlichkeit mit dem Thema Geschwisterkonkurrenz aufweist, sich als benachteiligt zu präsentieren. Dem Betroffenen ist nicht bewusst, dass er dies als Strategie einsetzt, um die Anderen unter Druck zu setzen, dass dies eine Rolle ist, die er einnimmt. Für ihn ist es, wenn das Muster aktiviert ist, die Wahrheit. Dadurch entfaltet es seine Wirksamkeit und dadurch ist es in hohem Maße veränderungsresistent. Wenn der gewünschte Erfolg ausbleibt, dann wird das Muster in gesteigerter Form ausgetragen.

Überlebensmuster können in zwei Formen auftreten:

- Als *Darüberstellen* (ein Indianer kennt keinen Schmerz, ich bin toll, ich bin besser als die anderen, Suchtverhalten ...)
- oder als *Darunterstellen* (ich bin ungeliebt, ich bin vom Leben benachteiligt, ich bin verletzt, unterdrückt …)

Die Überlebensmuster werden als *Rollen* (Opfer, Täter, Retter, Untertan, Herrscher, Helfer, Clown, Verführer, Ankläger, usw.) ausgeformt und verfestigt. Rollen verselbständigen sich und sind daher der Person nicht bewusst:

- Sie dienen dazu, in einer Welt, in der wir vermeintlich keinen Platz haben, doch überleben zu können, sie sind ein verzweifelter Versuch, Ohnmacht und die damit verbundenen Gefühle zu vermeiden.
- Diese Funktion sollen sie erfüllen, indem sie versuchen, andere zu kontrollieren. Sie sind der (subtile) Kampf, andere zu einem bestimmten Verhalten zu bringen, indem wir sie ins Unrecht setzen. Diese Kämpfe inszenieren sich in *Dramen.*
- Sie sind der Versuch, uns etwas zu „stehlen“ in einer Welt, in der wir glauben nichts bekommen zu können, uns zu behaupten in einer Welt, in der wir glauben, keinen Platz zu haben.

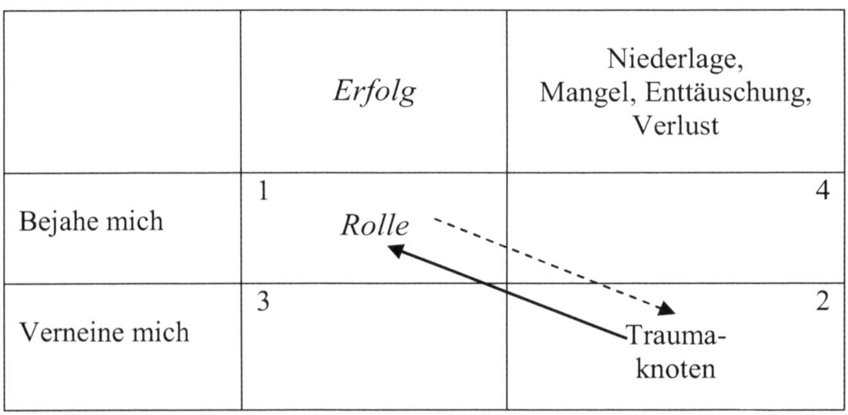

Abb. 7: Niederlagen vermeiden durch Überlebensmuster

Das Dilemma ist: Überlebensmuster sind einerseits wirksame Machtmittel und werden dadurch verstärkt – scheinbar ermöglichen sie Kontrolle. Andererseits führen sie dazu, dass man die Welt chronisch aus einem eingeengten Blick wahrnimmt und deutet. Wir schreiben uns darin fest, dass uns Unrecht geschieht, wodurch wir uns immer wieder als ohnmächtig und als abgelehnt von anderen erfahren, d.h. es kommt zu Bestätigungen des Traumaknotens.

- Die Muster haben in sich die fatale Dynamik, dass sie das angeklagte Unrecht immer wieder *bestätigen*. Sie trennen uns dauerhaft von uns selbst und der Welt ab.
- Sie sind aber nicht geeignet, den Mangel auf der inneren Ebene aufzuheben, da sie versuchen, den Mangel auf der äußeren Ebene zu kompensieren.

Ein Beispiel für ein Muster: Isabell gerät immer wieder in Zustände, in denen sie durcheinander ist. Im therapeutischen Prozess zeigt sich, dass ihr Muster immer dann Verwirrung erzeugt, wenn sie eigentlich ärgerlich ist. Es dient also dazu, ihren Ärger zu verstecken, hat aber gleichzeitig eine Menge Nachteile. Denn sie trennt auf eine Weise den Kontakt ab, die dazu führt, dass sie sich selbst nicht mehr versteht und nicht verstanden werden kann.

Mit der Bildung der Überlebensmuster ist das Trauma in den chronischen Prozess eingetreten. Der betroffene Mensch hat damit eine Struktur um den Traumaknoten herum geschaffen, um überleben zu können. Sie schafft Distanz zu der bedrohlichen Niederlage. Der Preis für diese kreative Leistung ist eine Struktur, die durch Abspaltungen geprägt ist. Das System der abgespaltenen Anteile ist in der folgenden Abbildung 8 dargestellt.

1. Abgespalten wird zunächst die Erfahrung von Ohnmacht.
2. Auch die mit dem Traumaknoten verbundenen Gefühle werden abgespalten. Dieser Anteil wird häufig das Innere Kind genannt. Es ist unsere grundlegende Fähigkeit, wahrzunehmen und zu fühlen.
3. Der traumatisierte Mensch ist bestimmt von der Selbstverneinung. Dadurch ist er auch abgetrennt von dem freien und gesunden Erleben dessen, was er wirklich ist, von seinem Wesen, was hier benannt ist als ICH-BIN. Damit ist er auch abgeschnitten von dem Erleben von Selbstachtung und Wert.
4. Die Eigenliebe äußert sich in verzerrter Form in Gestalt der Muster. Aber diese sind verselbständigt und auch aus dem Bewusstsein ausgeschlossen. Genau wie das Erleben von Ohnmacht und die damit verbundenen Gefühle sind die Muster mit negativen Bewertungen belegt, deshalb arbeiten sie im Verborgenen.

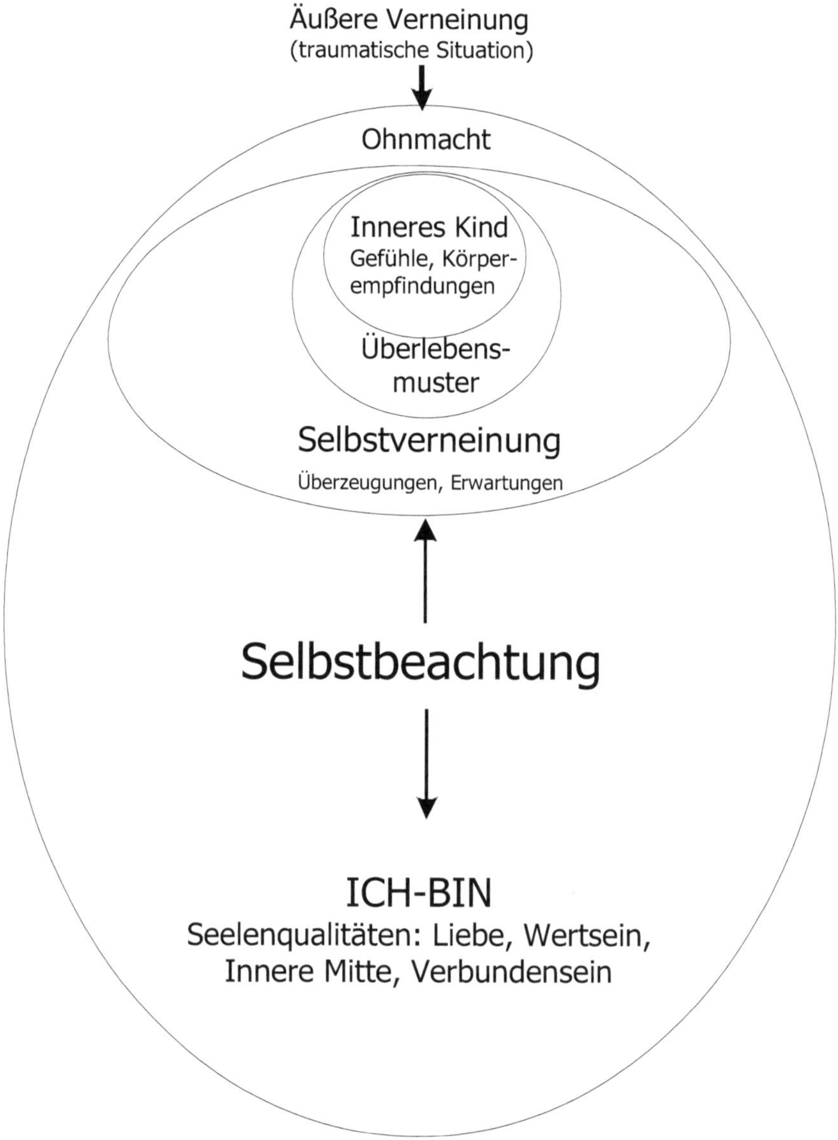

Abb. 8: Traumastruktur – System der Abspaltungen

5. Der entscheidende Faktor für die Förderung von Wachstumsprozessen ist die Stärkung der Selbstbeachtung (siehe Kapitel 8 – 13). Aus der vertieften Verbindung zur Inneren Mitte können die abgespaltenen Anteile wieder integriert werden.

Überlebensmuster sind nicht nur sehr wirkungsvolle Mechanismen, um Kontrolle auszuüben, sie sind auch sehr veränderungsresistent. Das liegt daran, dass es um die eigene Sicherheit, subjektiv um das eigene Überleben geht. Aber letztlich sind sie auf Sand gebaut. Sie sind Versuche, das Leben zu kontrollieren, erfolgreich zu sein oder ein guter Mensch zu sein – aber immer unter der Vorraussetzung, dass ich nichts wert bin. Sie sind der verzweifelte Versuch, mit der vermeintlichen Wahrheit des Trauma-knotens zu leben. Der Mensch ist nun endgültig aus dem Paradies der Übereinstimmung mit sich selbst gefallen. Er ist angetrieben von der Suche nach dem Ersatz-Paradies, das durch die Erhöhung des äußeren Status erreicht werden soll.

Die Muster sind äußerst kreative und zähe Mechanismen, aber sie sind doch zum Scheitern verurteilt. Deshalb kommt man mit den Überlebensmustern nie wirklich zur Ruhe. Es schwingt immer die Ahnung mit, dass man das Leben nicht wirklich kontrollieren kann. Dadurch ist man ständig getrieben, auf der Flucht vor der Niederlage.

6 Krise

Und es geschieht doch

Der Ansatz, den ich in diesem Buch vorstellen möchte, betont als gemeinsamen Nenner für alle Auslöser von Traumatisierungen, Mustern und Krisen subjektiv erlebte Niederlagen. Die schlimmste Niederlage besteht darin, dass die kreativ entwickelten Überlebensmuster, die sich in vielfältigen Situationen doch als wirksam erwiesen haben, mit einem Schlag unbrauchbar werden.

Krisen und Symptome werden dadurch ausgelöst, dass die Überlebensmuster nicht mehr greifen. D.h. unsere Versuche, das Leben zu kontrollieren, scheitern und es geschieht genau das, was auf keinen Fall mehr passieren sollte. Der persönliche Supergau.

Wenn die Kompensierung durch die Rolle nicht mehr greift, dann kommt es zu einem Zusammenbruch. Das ist dann der Auslöser dafür, dass Betroffene akut psychische Störungen und Symptome entwickeln. Weil sie in so erschütternder Weise mit ihren Mustern Schiffbruch erleiden, reagieren sie mit verstärkter Abspaltung und Widerstand. Die Betroffenen verweigern sich in massiver Weise ihrer Lebenssituation. Die damit verbundenen heftigen inneren Spannungen führen zu psychischen und körperlichen Symptomen.

	Erfolg	*Niederlage*, Mangel, Enttäuschung, Verlust
Bejahe mich	1 Rolle	4
Verneine mich	3 *Widerstand*, Zusammenbruch	2 Es geschieht, was nicht geschehen soll

Abb. 9: Krise, weil Überlebensmuster scheitert

Im Widerstand gegen die nicht abwendbare Niederlage geschieht Folgendes: Die schon bestehende verneinende Haltung wird ins Absolute übersteigert. Die Person beharrt unverrückbar auf ihrer negativen Sicht und setzt sie geradezu als eine uneinnehmbare Festung ein. Nichts kann sie mehr davon abbringen, auf der Sinnlosigkeit der Welt, dem eigenen Unwert, dem völligen Versagen oder der unverzeihlichen Schuld zu bestehen.

Jetzt kommt ein Teufelskreis in Gang: Der Zusammenbruch der Bewältigungsfähigkeit, die unverständlichen Zustände von Depression oder Panik, die körperlichen Störungen usw. werden wiederum als Beweis für das eigene Versagen, den eigenen Unwert angesehen. Das psychische und körperliche System reagiert im Grunde völlig adäquat mit einer krassen Reaktion auf eine krasse Situation, aber es wird von den Betroffenen als weitere unaushaltbare Niederlage gewertet.

Hier sind die Betroffenen an einem Punkt angekommen, wo es nicht mehr weitergeht. Das ist häufig der Anlass, sich professionelle Hilfe zu suchen. Glücklicherweise hat sich zunehmend ein Bewusstsein dafür entwickelt, dass es keine Schande ist, Hilfe in Anspruch zu nehmen.

Nehmen wir als Beispiel die Geschichte von Klaus. Er ist ungemein tüchtig und erfolgreich im Beruf – so wie alle in seiner Familie. Er verdient gut. Er arbeitet 12 Stunden am Tag, hat im letzten Jahr nur eine Woche Urlaub gemacht. Den restlichen Urlaub will er nehmen, wenn es weniger Aufträge gibt (nur ist das gar nicht in Sicht). Sein Chef ist sehr zufrieden mit ihm, er ist sein bester Mann. Für seine Familie hat er ein Haus gebaut. Damit er den Lebensstandard aufrechterhalten kann, muss er weiterhin so viel verdienen.

Auf einmal merkt er, dass er die körperlich schwere Arbeit nicht mehr so gut machen kann. Er bekommt Schmerzen im Rücken. Schleichend wird er lustloser, macht sich aber Druck, weiter durchzuhalten. Dann – eines Tages geschieht es – sein Rücken tut furchtbar weh, sein Körper streikt. Er gerät in einen Burnoutzustand. Er kann nicht mehr schlafen, nichts essen, wird antriebslos, alles erscheint ihm auf einmal sinnlos. Es geht nicht mehr weiter.

Auf einen Schlag wird sein ganzes Lebenskonzept, alles was seinem Leben bisher Sinn gegeben hat, in Frage gestellt. Alle in seiner

Umgebung sind in seinen Augen erfolgreich und bei ihm hat doch bisher auch alles geklappt. Und nun fühlt er sich als Versager, weil sein Körper nicht mehr so funktioniert, wie er es haben will. In unfassbarer Weise wird er aus seiner Lebensbahn geworfen. Er wird vom Erfahrungsfeld 1 (alles ist gut und ich bin im grünen Bereich) in das Feld 2 katapultiert (kann die Notlage nicht abwehren und sehe mich als Versager) (s. Abb. 10). Um sich vor dieser Niederlage zu retten, versucht er in verstärktem Maße die Begrenztheit seiner körperlichen Leistungsfähigkeit zu verleugnen.

		Körper streikt
	1 Bin fleißig und bekomme Anerkennung	4
Selbstverurteilung	3 Verleugne meine Grenzen	2 Kann Erwartungen nicht erfüllen und verurteile mich

Abb. 10: Fallbeispiel – der Körper streikt

Diese Situation wurde für ihn zum Anlass, professionell Hilfe aufzusuchen. Zunächst glaubte er, einen Weg finden zu müssen, um weiter wie bisher funktionieren zu können. Nach und nach wurden für ihn aber die Hintergründe für sein Überlebensmuster zugänglich und es begann eine schrittweise Neuorientierung.

Wenn man in einer Krise steckt, ist das natürlich überhaupt nicht witzig, Es kann ungeheuer belastend sein bis hin zur Suizidgefährdung. Aber Menschen, die sich ihren Krisen gestellt haben, können im Nachhinein erkennen, dass es das Beste ist, was ihnen passieren konnte, weil es sie dazu gebracht hat, sich selbst und ihr Leben völlig neu zu begreifen. Die größte Chance liegt letztlich darin, sich aus dem Gefängnis der Muster und Selbstverurteilung zu befreien.

Das nachfolgende Dokument kann erschüttern. Es veranschaulicht in eindrucksvoller Weise, wie wir Menschen durch unsere Muster und Abwehrhaltungen in einen Zustand von Entfremdung und Isolation geraten können und wie groß das Bedürfnis nach wirklicher Beachtung ist.

„Brief eines Studenten

Bitte höre, was ich nicht sage!

Laß Dich nicht von mir narren. Laß Dich nicht durch das Gesicht täuschen, das ich mache. Denn ich trage tausend Masken - Masken, die ich fürchte abzulegen. Und keine davon bin ich. So tun als ob ist eine Kunst, die mir zur zweiten Natur wurde. Aber laß Dich dadurch nicht täuschen, um Gottes willen, laß Dich nicht von mir narren.

Ich mache den Eindruck, als sei ich umgänglich, als sei alles sonnig und heiter in mir, innen wie außen, als sei mein Name Vertrauen und mein Spiel Kühle, als sei ich ein stilles Wasser und als könne ich über alles bestimmen, so als brauchte ich niemanden.

Aber glaube mir nicht, bitte, glaube mir nicht!

Mein Äußeres mag sicher erscheinen, aber es ist meine Maske. Darunter ist nichts Entsprechendes. Darunter bin ich wie ich wirklich bin: verwirrt, in Furcht und alleine. Aber ich verberge das. Ich möchte nicht, daß es irgend jemand merkt. Beim bloßen Gedanken an meine Schwäche bekomme ich Panik und fürchte mich davor, mich anderen überhaupt auszusetzen. Gerade deshalb erfinde ich verzweifelt Masken, hinter denen ich mich verbergen kann: eine lässige, kluge Fassade, die mir hilft, etwas vorzutäuschen, die mich vor dem wissenden Blick sichert, der mich erkennen würde. Dabei wäre dieser Blick gerade meine Rettung. Und ich weiß es. Wenn er verbunden wäre mit Angenommenwerden, mit Liebe. Da ist das einzige, das mir die Sicherheit geben würde, die ich mir selbst nicht geben kann: daß ich wirklich etwas wert bin.

Aber das sage ich Dir nicht. Ich wage es nicht. Ich habe Angst davor. Ich habe Angst, daß Dein Blick nicht von Annahme und Liebe begleitet wird. Ich fürchte, Du wirst gering von mir denken und über mich lachen - und Dein Lachen würde mich umbringen. Ich habe

Angst, daß ich tief drinnen in mir selbst nichts bin, nichts wert, und daß Du das siehst und mich abweisen wirst.

So spiele ich mein Spiel, mein verzweifeltes Spiel: eine sichere Fassade außen und ein zitterndes Kind innen. Ich rede daher im gängigen Ton oberflächlichen Geschwätzes. Ich erzähle Dir alles, was wirklich nichts ist, und nichts von alledem, was wirklich ist, was in mir schreit; deshalb laß Dich nicht täuschen von dem, was ich aus Gewohnheit rede.

Bitte höre sorgfältig hin und versuche zu hören, was ich nicht sage, was ich gerne sagen möchte, was ich um des Überlebens willen rede und was ich nicht sagen kann.

Ich verabscheue Versteckspiel. Ehrlich! Ich verabscheue dieses oberflächliche Spiel, das ich da aufführe. Es ist ein unechtes Spiel. Ich möchte wirklich echt und spontan sein können, einfach ich selbst, aber Du mußt mir helfen. Du mußt Deine Hand ausstrecken, selbst wenn es gerade das letzte zu sein scheint, was ich mir wünsche. Nur Du kannst diesen leeren, toten Glanz von meinen Augen nehmen. Nur Du kannst mich zum Leben rufen. Jedesmal, wenn Du freundlich und sanft bist und mir Mut machst, jedesmal, wenn Du zu verstehen suchst, weil Du Dich wirklich um mich sorgst, bekommt mein Herz Flügel – sehr kleine Flügel, sehr brüchige Schwingen, aber Flügel!

Dein Gespür, Dein Mitgefühl und die Kraft Deines Verstehens hauchen mir Leben ein. Ich möchte, daß Du das weißt.

Ich möchte, daß Du weißt, wie wichtig Du für mich bist, wie sehr Du aus mir den Menschen machen kannst, der ich wirklich bin – wenn Du willst. Bitte, ich wünschte, Du wolltest es. Du allein kannst die Wand niederreißen, hinter der ich zittere. Du allein kannst mir die Maske abnehmen. Du allein kannst mich aus meiner Schattenwelt, aus Angst und Unsicherheit befreien - aus meiner Einsamkeit. Übersieh mich nicht. Bitte - bitte, übergeh mich nicht! Es wird nicht leicht für Dich sein. Die lang andauernde Überzeugung, wertlos zu sein, schafft dicke Mauern. Je näher Du mir kommst, desto blinder schlage ich zurück. Ich wehre mich gegen das, wonach ich schreie. Aber man hat mir gesagt, daß Liebe stärker sei als jeder Schutzwall, und darin liegt meine Hoffnung.

Bitte, versuche diese Mauern einzureißen, mit sicheren Händen, aber mit zarten Händen: ein Kind ist sehr empfindsam.

Wer ich bin, magst Du fragen? Ich bin jemand, den Du sehr gut kennst. Denn ich bin jedermann, den Du triffst, jeder Mann und jede Frau, die Dir begegnen.“ (Sölle 1975, S. 121-124)

7 Zusammenfassung: Was ist ein Trauma?

Der Ansatz, den ich vermitteln möchte, zielt darauf ab, Trauma unter einer *wachstumsorientierten* Perspektive zu sehen. Dazu ist es notwendig, ein klares Verständnis davon zu entwickeln, was Trauma ist.

1. Es gibt ein grundlegendes Bedürfnis nach *Sicherheit.* Ich mache einen Schritt nur dann, wenn ich die dafür notwendige Sicherheit habe.
2. Es gibt äußere Faktoren, die mir Sicherheit vermitteln: stabile äußere Verhältnisse, verlässliche, wertschätzende Beziehungen. Größere Sicherheit finde ich aber durch eine parteiliche Haltung und Übereinstimmung mit mir selbst. Unverbrüchliche Sicherheit finde ich in meinem Sein, in der Qualität ICH BIN.
3. Als Kind bin ich auf *Bindung* angewiesen. Das vermittelt mir einerseits Sicherheit, um mich in der Welt bewegen zu können. Andererseits eigne ich mir dadurch die Vermeidungshaltung meines Bezugssystems an (> Bindungstrauma). Im Zuge der Individuation falle ich aus dem Einssein. Irrtümlicherweise führe ich das auf den Verlust an Bindung (zur Mutter) zurück.
4. Hier geschieht die grundlegende Prägung: Ich suche Sicherheit in der Bindung an die chronischen Vermeidungstendenzen meines Systems. Die Vermeidung besteht darin, der Ungewissheit und Unkontrollierbarkeit des Lebens mit einer *negativen Sicht* (Verneinung) mir und der Welt gegenüber zu begegnen (ich bin schlecht, es gibt keine Liebe, ich bin verloren, …), um mich zu retten. Es beginnen die traumatischen Spaltungsprozesse.
5. Trauma hat drei wesentliche Aspekte: Das *äußere*, unfassbare *Ereignis* oder ein äußeres *Milieu* (traumatische Situation), die *inneren* psychischen *Strukturen*, die als Folge entstehen (traumatische Reaktion, traumatischer Prozess) und die *Wechselwirkung* zwischen ihnen.
6. Das Trauma entsteht aus der verhängnisvollen Verknüpfung von „ich bin ohnmächtig" mit „ich bin Nichts". Dieser *Traumaknoten* ist nicht bewältigbar. Jetzt sehe ich mich einer unhaltbaren Situation gegenüber, die nicht zu fassen ist. Die Aussichtslosigkeit bestä-

tigt mir, dass ich Nichts bin. Jetzt muss ich mit etwas leben, womit nicht zu leben ist.

7. Dadurch werden *Leidensgefühle* ausgelöst, die mir eigentlich helfen können. Aber die dunkle Wolke der negativen Sicht legt sich auch darüber. Dadurch erscheinen auch die Gefühle als eine Bestätigung meiner Aussichtslosigkeit.
8. Die Notlösung besteht darin, aus einem existentiellen Versprechen heraus Schutzmechanismen in Form einer *Rolle* aufzubauen, um in dieser unhaltbaren Situation dennoch meinen Platz in der Welt zu verteidigen. Scheinbar kann ich nun in diesem Drama doch in der Welt erfolgreich sein und das Geschehen kontrollieren.
9. Irgendwann mache ich die Erfahrung, dass ich mit der Rolle im Kampf ums Daseinsrecht scheitere. Wenn im Konflikt mit der Realität die Kompensierung durch die Muster versagt, wird die dominante negative Sicht des Widerstands zum bestimmenden Rückzugsort. Das ist der *Auslöser* für Krisen.
10. Krisen bieten die Chancen für das Wachsen in der Selbstbeachtung als grundlegendem Faktor für Bewältigungsfähigkeit (Resilienz).

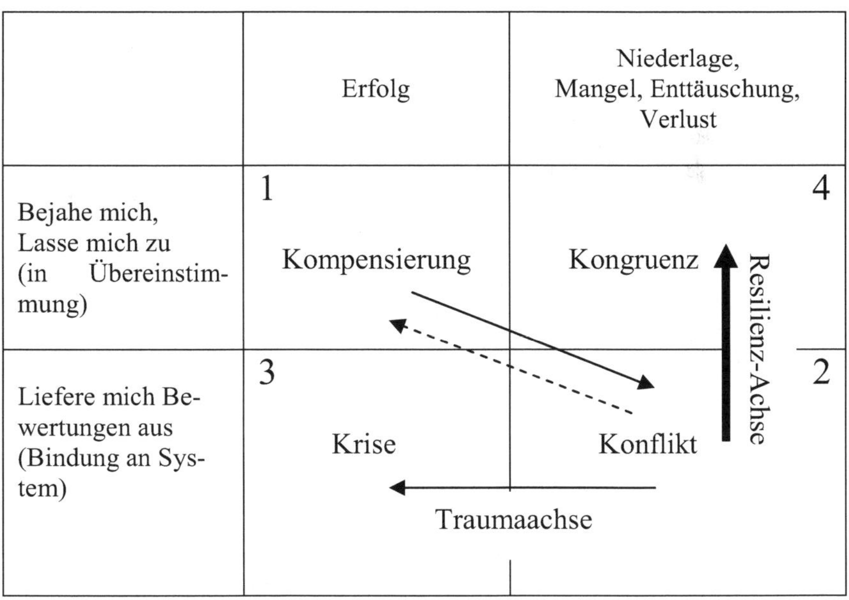

Abb. 11: 4-Felder-Schema zur Traumaanalyse

8 Niederlagen als Chance

Stolpersteine

Weitergehen

Krone richten

Aufstehen

Hinfallen

Das Leben hat etwas von einem Spiel: Genauso wie bei einem Gesellschaftsspiel oder einem sportlichen Kräftemessen macht es nur Spaß, wenn ich gewinnen will. In diesem Sinn geht es natürlich im Leben darum, erfolgreich zu sein und seine Ziele zu verwirklichen. Es ist nicht erstrebenswert, auf Niederlagen aus zu sein. Aber es lässt sich trotz allen Bemühens letztlich nicht vermeiden, dass wir bei unseren Vorhaben scheitern – so wie das Verlieren auch zum Spielen und zum sportlichen Wettkampf gehört. Wir müssen hinnehmen, dass wir unsere Ziele nicht erreichen, dass wir unliebsames Verhalten von anderen nicht verhindern können, dass wir Enttäuschungen nicht abwenden können.

Das, was wir als Niederlagen erleben, sind letztlich nichts anderes als Grenzen, die uns die Chancen bieten, über uns selbst hinauszuwachsen. Diese Grenzen, auf die wir stoßen, sind die Herausforderung, umzukehren, weiter zu werden, tiefer wahrzunehmen und neu zu sehen. Indem wir uns der Grenze stellen, fallen wir auf uns selbst zurück und es eröffnet sich in uns ein Feld neuer Möglichkeiten. Wenn wir uns in diesem Sinne weiten, dann erfahren wir Niederlagen als das Geschenk, auf tiefere Weise mit unserem Potenzial in Verbindung zu kommen. So erfahren wir die unbegrenzten Entwicklungsmöglichkeiten: An der Grenze eröffnet sich uns die Fähigkeit, unsere innere Begrenzung durch chronische, unerlöste Unversöhnlichkeit zu erkennen und zu überwinden.

Eine Niederlage, die uns besonders trifft, d.h. unsere Traumastrukturen auslöst und uns daher in Stress versetzt, bietet die besondere Chance, dass wir erkennen, was unserer Meinung nach auf keinen Fall passieren sollte. Sie ist also besonders dazu geeignet, dass wir uns genauer kennen lernen. Dieser persönliche Supergau hat zwei Aspekte: Zum einen konfrontiert er uns mit unserer existentiellen Angst, zum anderen konfrontiert er uns mit unserer eigenen Reaktion, die wir nicht haben wollen.

Ein Beispiel: Holger ist in eine schwere Krise geraten, weil die Partnerin, mit der er eine sehr enge Beziehung hatte, sich von ihm getrennt hat. Die genauere Betrachtung zeigt, dass es für ihn besonders schlimm ist, alleine zu sein, d.h. ohne eine Partnerin, durch die er sich aufgewertet fühlte. Die größte Herausforderung liegt allerdings darin, dass er durch dieses Geschehen mit seiner negativen Haltung konfrontiert wird, die er durch die enge Beziehung zu seiner Partnerin zeitweise überdecken konnte. Nun aber wird für ihn sichtbar, wie missmutig er ist, wie er sich selbst ablehnt und alles schwarzsieht. Die Krise bietet also für ihn die Chance diese bislang tabuisierte Negativität zu betrachten und zu erlösen.

„Unsere größten Lehrer sind oft diejenigen, die uns am tiefsten verletzt haben, oder auch unsere sogenannten ‚Feinde'. Das sind die Menschen, die uns am meisten forderten. Sie haben einen unglaublich großen Dienst an uns geleistet. Durch diese Menschen sind wir gewachsen, sie haben uns an unsere Grenzen und darüber hinaus getrieben. Hätte mich keiner verraten, belogen oder betrogen, so hätte ich nicht gelernt, mir selbst treu zu sein und dass selbst eine hässliche Wahrheit besser ist als eine schöne Lüge. Wäre ich mit meinen eigenen Unwahrheiten immer durchgekommen, so hätte ich den Wert der Wahrheit nicht gelernt. Wäre mir immer alles zugefallen, dann hätte ich nicht gelernt, um etwas zu kämpfen. Hätte mich keiner falsch verstanden, so hätte ich nicht gelernt, authentischer und klarer zu werden. Hätte mich niemand abgeschrieben, so hätte ich vielleicht nicht gelernt, umso mehr an mich zu glauben." (Sandra Weber 2014, S. 24)

Im Folgenden soll der Prozess, wie wir Niederlagen als Herausforderungen für uns nutzen können, im Einzelnen beschrieben werden, so dass wir ihn selbst bewusst in die Hand nehmen und auch andere darin unterstützen können.

Das Leben lässt mich beim Laufenlernen hinfallen.
Ich besinne mich auf meine Kraft und stehe auf.
Ich besinne mich auf meine Würde und richte die Krone.
Ich besinne mich auf mein Ziel und gehe meinen Weg weiter.

8.1 Ohnmacht

Wenn wir uns den Niederlagen in unserem Leben zuwenden, dann stellen wir fest: Das eigentlich Schlimme an ihnen ist die Ohnmacht. Es trifft uns, dass wir das Geschehen oder das Ausbleiben des Gewollten nicht abwenden können. Das genau können wir der Welt und vor allem uns selbst nicht verzeihen. Um aus der Vermeidungshaltung heraus zu treten, braucht es also zunächst den Mut, darauf zu schauen, was das Schlimme an der Niederlage ist. Dabei können wir entdecken, dass die Ohnmacht tiefere emotionale Wurzeln hat.

Ein Beispiel: Ursula ist Lehrerin. Sie erfährt immer wieder (wie so viele Lehrer), dass sie die Unruhe in bestimmten Klassen nicht bändigen kann. Sie gesteht sich zunächst einmal ein, dass sie bisher keinen Weg gefunden hat, um sich Respekt zu verschaffen. Ihr wird klar, dass sie bisher automatisch in ein Rückzugsverhalten fällt. Bei genauerem Hinschauen wird deutlich, dass die Klassen Angst bei ihr auslösen (auf dem Hintergrund unbewältigter Ängste in ihrer Lebensgeschichte). Sie hört auf damit, sich deswegen zu verachten oder gar zu verurteilen. Sie richtet sich innerlich so aus, dass sie gerne lernen möchte, mehr Respekt zu gewinnen. Sie ahnt, dass sie auf diesem Weg lernen muss, sich für ihre Angst zu öffnen.

		Klasse ist laut
	1	4
Verachtung	3	2 Kann mir nicht Respekt verschaffen und bin wütend auf mich

Abb. 12: Ohnmacht

Das Erkunden der Ohnmacht führt uns auf drei Ebenen:

1. Ich kann die äußere Situation nicht kontrollieren (z.B. ich kriege die Klasse nicht ruhig).
2. Ich kann die automatische Vermeidungsreaktion, die Schutzmechanismen nicht kontrollieren.

3. Ich kann das zugrunde liegende Gefühl nicht bewältigen.

Es lässt sich feststellen, dass Blockaden, die wir im Handeln erfahren (z.B. Lernblockaden) auf emotionalen Blockaden beruhen. Das bedeutet: Ich kann eine Situation deswegen nicht bewältigen, weil ich meine Gefühle nicht aushalten und deswegen nicht zulassen kann. Ohnmacht löst insbesondere immer auch Angst aus.

		Angst
	1	4
Abwehr	3 Blockade ←	2 Ich kann die Angst nicht kontrollieren und bewerte das als Untergang

Abb. 13: Ohnmacht gegenüber Angst

Die Notlösung, um sich in einer Situation der Ohnmacht doch noch behaupten zu können, ist die radikale Verweigerung im Widerstand.

8.2 Widerstand

„... und bist du nicht willig, so ...“

Wenn wir Probleme nicht lösen können, Situationen nicht bewältigen können, körperliche Beschwerden nicht abklingen wollen oder die Entwicklung stagniert, dann liegt dem letztlich ein unbewusst wirkender Widerstand zugrunde. Diesem Widerstand begegnen wir bei uns selbst, wenn wir bestimmte Ziele haben, diese aber aus zunächst unverständlichen Gründen nicht umsetzen können. Wir begegnen diesem Widerstand bei Anderen in Beratungs- oder Therapieprozessen oder in Beziehungen zu Partner und Kindern sowie in beruflichen Beziehungen. Therapeuten, Beziehungspartner, Eltern oder Chefs können ein Lied davon singen: Wir stoßen im Kontakt auf eine unüberwindbare Barriere. Das Gegenüber verhält sich sperrig, zeigt sich uneinsichtig, lässt sich in keinster Weise in Richtung Lösungssuche bewegen. Der Widerstand, auf den wir stoßen, lässt uns also gnadenlos Niederlagen erleben. Das erfahren wir vor allem dadurch, dass der Widerstand immer stärker wird, wenn wir versuchen gegen ihn vorzugehen – sowohl bei uns selbst als auch bei anderen.

Widerstand
ist die Verweigerung von Kontakt und Lösungsbereitschaft.

Die Angelegenheit wird dadurch kompliziert, dass der Widerstand heimlich abläuft, dass heißt der Widerständige ist sich dessen nicht bewusst. Vielmehr glaubt er von sich, dass er bereitwillig sei und beteuert dies natürlich immer wieder. Der Widerstand agiert also getarnt. Um sich den Widerstand nicht nehmen zu lassen, geschieht er im Verborgenen. Auch verborgen vor sich selbst. Das macht Sinn, denn Sperrigkeit und Widerspenstigkeit sind nicht so furchtbar gerne gesehen. Im Gegenteil: Es ist in aller Munde, dass man lerne müsse, den Widerstand aufzugeben und die Dinge anzunehmen. So steht es in jedem spirituellen Ratgeber. Auch ich vertrete das Prinzip des Bejahens. Allerdings kommt es mir darauf an, dass Traumastrukturen nur dadurch aufzulösen sind, dass ich gerade den Widerstand ins Bejahen mit einbeziehe. Im Widerstand liegt nach meiner Überzeugung das größte Potential zum seelischen Wachstum, denn es ist der Zugang zur abgespaltenen Individualität. Deshalb wäre es ein fataler Fehler, den Widerstand unterlaufen oder brechen zu wollen.

Widerstand zeigt sich darin, dass eine negative Einstellung als Barriere im Kontakt eingesetzt wird. Der Widerstand drückt aus: Das will ich nicht haben, das muss weg. Diese negative Einstellung wirkt nach innen und nach außen. Der Widerstand blockiert den Kontakt zu mir selbst, indem er bestimmte Anteile abspaltet und er lässt in bestimmter Hinsicht nach außen nichts zu, indem er den Kontakt verweigert. Wenn ich z.B. meine Gefühle als Schwäche bewerte, dann verweigere ich sowohl die Wahrnehmung dieser Gefühle als auch, dass diese für andere sichtbar werden könnten.

Beim Beispiel von Anna können wir sehen, dass sie in der Kommunikation mit ihrem Mann ständig abblockte. Auch hilfreiche Kontakte zu anderen wehrte sie kategorisch ab, indem sie darauf beharrte, dass sie unattraktiv sei und zudem beruflich nichts hinkriege. Das Reflektieren ihrer rigorosen Verweigerungshaltung ließ uns schließlich erkennen, dass sie sich schon als Mädchen gegen Fremdbestimmung zur Wehr setzen wollte. Oberste Priorität hatte für sie, die Dinge „selber" zu machen. Deshalb wollte sie sicherstellen, dass ihr niemand reinreden kann.

Schatten und Licht

Weil der Widerstand tabuisiert ist, wird er nach außen projiziert, d.h. Andere werden für mein Verhalten verantwortlich gemacht („ich bin wütend weil du mir nicht zugehört hast", „ich bin beleidigt, weil du mich nicht beachtest"). Ein Spezialfall liegt bei psychosomatischen Störungen vor. Hier wird der Widerstand auf den Körper projiziert. Der Körper wird in negativer Weise betrachtet, Symptome werden als Anzeichen dafür gesehen, dass er untauglich ist und nicht richtig funktioniert. (In Wahrheit ist es natürlich so, dass der Körper die eigene negative Einstellung widerspiegelt.)

Dass der Widerstand nach außen projiziert wird ist nichts Schlechtes, denn nur indem die negative Einstellung an etwas fest gemacht wird, kann sie sich zeigen. Insofern ist jede Situation, in der wir uns über etwas oder jemanden aufregen (das kann auch das Wetter oder die berühmte Fliege an der Wand sein), also widerständig werden, eine Chance, den eigenen Widerstand kennen zu lernen. Im Widerstand ist etwas Unverzichtbares verborgen. Etwas in uns, das nicht sein soll, aber ohne das es auf keinen Fall geht. Widerstand ist insofern die Notlösung dafür, mich zu behaupten in einer Situation, in der eine Seite von mir ausgeschlossen werden soll. Das Leben bewegt sich in Polaritäten z.B. gut – böse, angepasst – sperrig, fleißig –faul, offen – verschlossen, egoistisch – sozial, konstruktiv – destruktiv, hell – dunkel usw. Diese Pole gehören zusammen. Nur wenn wir über beide Pole verfügen können, sind wir ganz, frei und handlungsfähig. Traumatisierungen bewirken aber, dass eine Seite dieser Polarität abgespalten wird, da sie aufgrund meiner Erfahrung mit Unheil verknüpft wird. Scheinbar darf eine Seite nicht da sein, gleichwohl ist sie unverzichtbar, um das Leben bewältigen zu können. Die kreative Notlösung für dieses Dilemma ist der Widerstand!

Widerstand verteidigt den Wert der Schattenseite. Der Widerstand ist deshalb so unüberwindbar, weil er die Seite der Polarität bewahrt, die verbannt worden ist. Dies geschieht zum einen durch Projektion nach außen, so bleibt der abgespaltene Pol dennoch im Blickfeld, und zum anderen durch unbewusstes Ausleben der unbeliebten Seite, so braucht man keine Verantwortung dafür übernehmen.

Dieses verwirrende Wechselspiel von Licht und Schatten hat Bertolt Brecht (1964) in seinem Theaterstück „Der gute Mensch von Sezuan" meisterhaft in Szene gesetzt. Die Hauptfigur Shen Te, eine junge Frau, betreibt einen Laden in einem Umfeld, in dem es viele Arme gibt. Es treten Götter auf, die ihre ganze Hoffnung in sie als Gute setzen. Dies kann man als Auftrag verstehen, der aus dem Bindungstrauma stammt. Shen Te möchte demzufolge ein guter Mensch sein und opfert sich auf. Sie gibt ihre Waren ohne Bezahlung aus, so dass sie selbst auf den Ruin zutreibt. Sie vermag es nicht, sich abzugrenzen, kann so aber auch nicht existieren. Sie findet eine Lösung, indem sie verkleidet als ihr Vetter auftritt und mit eiserner Hand Geld eintreibt und jegliche Forderungen, z. B. die ihres Geliebten, den Laden zu verkaufen und ihm das Geld zu geben, rigoros abwehrt. Er ist das Gegenbild zu Shen Te. Am Ende kommt heraus, dass sie beides ist: gut und böse. Als es auffliegt, klagt sie:

„... gut sein zu anderen
Und zu mir konnte ich nicht zugleich,
Andern und mir zu helfen, war mir zu schwer." (Brecht 1964, S.139)

Eine Lösung für dieses Dilemma konnte sie aufgrund ihrer Traumastruktur nicht finden. Die Abspaltung ihres gesunden Egoismus, den sie auf andere projiziert, schränkt ihre Bewältigungsfähigkeit ein. Indem sie nur das Opfer ist, kann sie nicht existieren. Deshalb erklärt sie am Ende geradezu flehentlich, dass sie den Vetter brauche, um leben zu können.

8.3 Unversöhnlichkeit

„Ich bin der Geist, der stets verneint."

Wir kommen zum Kern des Widerstandgeschehens: die Unversöhnlichkeit. Sie zeigt sich als nicht korrigierbare negative Haltung. Oder sie tritt in Erscheinung als eine fest sitzende schwere Verstimmung, die alles in einem schlechten Licht sieht. Die Unversöhnlichkeit ist der tiefere Grund dafür, dass uns die Dinge nicht leicht von der Hand gehen, wir in unserem Handeln scheitern. Bewältigen von Ohnmacht bedeutet also letztlich die Aufarbeitung von der Erstarrung in Unversöhnlichkeit. Aber: Unversöhnlichkeit ist nichts Schlechtes. Solange wir versuchen, die Unversöhnlichkeit in uns zu bekämpfen, bleiben wir ihr Gefangener. Das ist auch der Grund, warum positives Denken alleine nicht funktioniert. Es versucht, die unversöhnliche Seite in uns, die als negativ erscheint, auszuschließen. Und genau dadurch werden wir von der Unversöhnlichkeit beherrscht.

Niederlagen bzw. Krisen bieten die besondere Chance, dass sie uns die nicht bewältigte Unversöhnlichkeit in uns spiegeln. Genau die Dinge, die uns nicht passieren sollen, fördern genau diejenigen Seiten von uns zutage, die wir am wenigstens an uns leiden können.

Ein Beispiel für eine unversöhnliche Haltung: Anna kommt in depressive Zustände, sie beginnt sich immer mehr zurückzuziehen und zu isolieren. Sie beharrt darauf, dass dieser krisenhafte Zustand etwas Unmögliches ist, der keine Daseinsberechtigung hat. Diese negative Sichtweise ist argumentativ nicht zugänglich. Anna lässt sich diese Verurteilung nicht nehmen. Das Problem ist also nicht primär ihre depressive Stimmung sondern das Beharren auf der Verachtung.

Ein weiteres Beispiel: Friederike erlebt an ihrem Arbeitsplatz eine gestresste Atmosphäre, alle stehen irgendwie unter Druck. Es wird deutlich, dass es in ihr eine tief sitzende Überzeugung gibt, dass sie daran schuld ist. Diese Überzeugung ist nicht auflösbar. Es gibt ein Beharren darauf in Friederike und gleichwohl leidet sie sehr darunter.

Vordergründig ist die Unversöhnlichkeit also ausgesprochen selbstschädigend. Warum beharren Menschen in dieser Weise auf selbstzerstörerischen Haltungen?

Unversöhnlichkeit ist ein radikales NEIN. Ein Nein zu mir, zur Welt und zum Leben. Im Kern wendet sich die Unversöhnlichkeit gegen die Erfolglosigkeit. Sie will auf keinen Fall ein Scheitern in den mir wichtigen Anliegen hinnehmen. Also immer dann, wenn uns in einer existentiell wichtigen Frage die Welt mit einer Niederlage konfrontiert, erhebt sich in uns die Unversöhnlichkeit als unbeugsame und unverzichtbare Kraft der Selbstbehauptung. Deshalb kommt nichts gegen die Unversöhnlichkeit an. Wenn wir von einem Traumaknoten gefesselt werden, dann ist die Unversöhnlichkeit die letzte Festung, in der wir unsere unverzichtbaren Herzensanliegen verteidigen.

In dem Beispiel von Anna zeigt sich im Prozess des Verstehens, dass es ihr darum geht, dass ihre Freunde ihr weiterhin wohlwollend zugeneigt sind. Bei Friederike taucht die erstaunliche Entdeckung auf, dass eigentlich sie selbst die Anderen ablehnt und in bestimmten Dingen kritisieren will. Durch ihr Beharren rettet sie also im Verborgenen ihren Anspruch, sich zu wehren und durchzusetzen.

Isabell gerät immer wieder in Verwirrungszustände. Sie fühlt dann nicht mehr, was für sie richtig ist, sie ist dann nicht mehr in der Lage, sich parteilich zu vertreten. Der verstehende Zugang zeigt auf, dass dies die Form ist, wie sie protestiert. Es ist der Protest, der manchmal auch gegen den Therapeuten gerichtet ist, wenn sie den Eindruck hat, dass ihr Gegenüber nicht an sie glaubt. Sie vermittelt dann, dass sie bei fehlender Rückenstärkung zusammenklappt. Durch diesen überraschenden Zugang kann sie schließlich selbst diesen Mechanismus begreifen, der auf irritierende Weise ihre Parteilichkeit bewahren soll.

Noch ein Beispiel, wie sich Unversöhnlichkeit als Anti-Haltung zeigt und was sich darin verbirgt. Cornelia befasst sich damit, dass sie immer wieder Konflikte mit ihrem Sohn hat, der in der Familie nicht mithilft. Zunächst fällt es ihr schwer zu sehen, dass sie eine ausgeprägte negative Haltung zu ihm auslebt. Aber sie entwickelt den Mut, sich ihre feindselige Einstellung einzugestehen, sie entdeckt, dass sie dem Sohn immer wieder vermittelt, dass sie ihn abgeschrieben hat. Sie wird sich ihrer Anti-Haltung bewusst und beginnt danach zu suchen, in welcher Hinsicht sie dadurch auf sich besteht. Dann fällt es ihr wie Schuppen von den Augen: Es geht ihr darum, dass alle im Kreis der Familie gut aufgehoben sein sollen. Alle sollen die Wärme des gemeinsamen Nests spüren. Etwas in ihr hat nicht daran geglaubt, dass dies auch für sie selbst möglich sei. Als biografischer Hintergrund zeigt sich, dass sie glaubte, nur dann gut aufgehoben zu sein, wenn sie Leistung bringt und erfolgreich ist. Da sie aber ihr grundlegendes Herzensanliegen nicht aufgeben kann, bewahrte sich dieser unverzichtbare Lebensanspruch in ihrer Unversöhnlichkeit.

8.4 Widerstand und eigene Bestimmung

Sein oder nicht sein, ...

Wie wir gesehen haben, ist Widerstand die Fähigkeit, das Eigene unter Traumabedingungen zu bewahren.

Das Bindungstrauma (siehe Abschnitt 4) führt dazu, dass wir uns an Fremdes binden und dort unsere Sicherheit suchen. Indem wir uns diese übergestülpte Aufgabe zueigen machen, verlieren wir den Kontakt zu unserer eigenen Bestimmung, also zu dem, was uns als Individuum im Leben wichtig ist. Das Eigene aus den Augen zu verlieren, machen wir nicht freiwillig. Als Kinder werden wir mit der Bedürftigkeit unserer Bezugspersonen, die an uns gerichtet wird, konfrontiert. Das zieht uns in eine erzwungene Offenheit für andere. Als Kinder sind wir völlig offen für unser Umfeld. Dabei erfahren wir auf der intuitiven Ebene Appelle unserer Bezugspersonen: „Du musst für mich da sein. Sonst gehe ich verloren. Niemand beachtet mich. Du kannst mich retten. usw.“ Dem können wir uns als Kinder nicht entziehen. Wir wollen unsere Liebe entfalten und glauben nun, dass es der Weg ist, diese Aufgabe zu übernehmen. Scheinbar finden wir dadurch den eigenen Platz in der Welt. Es gehört zu unserem Schicksal als Mensch, dass wir durch diese Bindungsvorgänge (zunächst!) den Zugang zu unserer Bestimmung verlieren.

Ein Beispiel soll dieses Geschehen verdeutlichen. Rolf leidet darunter, dass er beunruhigende aggressive Impulse und Ausbrüche hat, die er kaum kontrollieren kann. In der Tat hat er ein Auftreten, das durch einschüchterndes Verhalten beeindruckt. Harte Schale – weicher Kern. Im therapeutischen Prozess zeigt sich, dass er im Grunde ein hochsensibler Mensch ist. Ungemein feinfühlig nimmt er wahr, was mit den Menschen in seiner Umgebung los ist. Seine grundlegende Prägung ist dadurch erfolgt, dass er als Kind mit einer sterbenskranken Mutter konfrontiert war. In seiner Offenheit nahm er wahr, dass seine Mutter sich verloren fühlte und in ihrer existentiellen Angst Halt im Kontakt zu ihm suchte. In dieser Situation machte er sich die Aufgabe zueigen (Aufgabe = ich gebe mich auf): Ich bin immer für dich da! Dieses Versprechen prägte sein ganzes Leben. Er bewegte sich also einseitig auf dem Pol offen sein für andere. Der andere Pol, nämlich die Fähigkeit ganz auf mich bezogen zu sein, war ausgeschlossen. Das Trauma bestand in der Verknotung: Wenn ich nicht für die Mama ganz da bin, dann passiert etwas Schlimmes. Dann ist sie verloren und dann bin ich verloren. Der verborgene Sinn des aggressiven Widerstands besteht also darin, immer dann, wenn er glaubt besonders „brav“ sein zu müssen, den eigenen Egoismus zu bewahren.

Es geht hier wohlgemerkt nicht um Schuld. Bindungstraumatisierungen können wir nicht verhindern, weil dabei unbewusste Kräfte am Werk sind. Das Bindungstrauma gibt uns die Aufgabe, den verlorenen Zugang zum Eigenen wieder zu finden. Das gilt es zu fördern.

Bestimmung hat im Kern drei Aspekte. Wir wollen erfahren:

- Wer oder was bin ich wirklich?
- Wofür bin ich denn eigentlich da?
- Wie kann ich erfolgreich sein?

Jetzt bleibt nur die Frage: Wie können wir unsere Bestimmung finden? Die überraschende Antwort ist: Alle Aspekte unserer Bestimmung finden wir durch das Bejahen des Widerstands!

Betrachten wir die Wirkungsweise und die Qualitäten des Widerstands. Es zeigt sich, wie im Widerstand die Paradoxie auf die Spitze getrieben ist.

1. Widerstand bedeutet zunächst Vermeidung, eine Verweigerung des Kontakts. Das System der Person wird dadurch verschlossen. Es kommt nichts mehr rein und nichts raus. Im Widerstand lasse ich mich auf nichts mehr ein, nichts kann mich mehr wirklich erreichen. Das ist beeindruckend, denn ich bin im Grunde stärker als die ganze Welt. Der Preis ist allerdings, dass ich den Zugang zu mir verliere. Der nicht beachtete Widerstand führt also dazu, dass ich nicht mehr fühle, wer und was ich bin. Die Seele ist mir ver-

schlossen und damit das sinnliche Gewahrsein dafür, was mir wirklich wichtig ist im Leben. Das geht einher mit einer großen Schwächung. Das aktuelle Modewort dafür ist Burnout.

2. Der Widerstand wird in Gang gesetzt dadurch, dass ein Aspekt einer Polarität abgespalten wird. Das Bindungstrauma hat zunächst die Folge, dass auf der Dimension Offenheit der Pol „Verschließen" aus dem Spiel genommen wird. Generell gilt, dass traumatische Übergriffe immer auch ein Angriff auf die Selbstbestimmung sind. Die traumatische Verknotung – wenn ich verneine, dann passiert etwas Schlimmes – führt zur Ausgrenzung der Abgrenzungsfähigkeit. Die Fähigkeit, Zuschreibungen und Übergriffe abzuwehren, d.h. uns auf gesunde Weise abzugrenzen, steht nicht mehr frei zur Verfügung. Das bedeutet, dass Widerstand dadurch so schwächt, dass er genau die Qualitäten abschneidet, die notwendig sind, um das Leben bewältigen zu können.
3. Die absolute negative Haltung im Widerstand drückt die Unversöhnlichkeit aus. Diese negative Sichtweise auf mich und die Welt hat die Tendenz, sich fortlaufend selbst zu bestätigen. Diese Verhärtung verhindert positiven Kontakt und positive Erfahrungen. Sie schließt die Person in einer Weise ab, dass sie den Kontakt zu ihren Werten und Zielen verliert, dass keine Entwicklung mehr stattfinden kann. Die Verhärtung in der Unversöhnlichkeit bewirkt, dass die Person sich als aussichtslos erlebt, sie findet keinen Ansatzpunkt mehr für konstruktive Schritte, die den Prozess in eine positive Richtung lenken können.

Zusammengefasst hat der Widerstand also eine enorm selbstschädigende Wirkung. Nichts verhindert mehr, dass wir mit uns selbst in Kontakt kommen und unsere Bestimmung leben. Der Widerstand verhindert nicht nur radikal den Kontakt, er blockt auch alles ab, was ihn irgendwie in Frage stellen könnte. Nichts geht mehr.

Hier kommen wir zur ersten überraschenden Entdeckung: In einer Situation, wo ich scheinbar völlig von fremden Aufträgen und fremden Bewertungen umzingelt bin, gibt es noch eine einzige Größe, die wahrhaft etwas Eigenes ist – mein Widerstand! (Kennen Sie Asterix und Obelix? Ganz Gallien ist von den Römern besetzt, bis auf ein einziges Dorf …) Allen Tendenzen zum Trotz, den Widerstand klein zu kriegen oder ihn auszuschließen, behauptet er sich unverwüstlich. Selbst im schlimmsten Traumazustand finden wir einen Widerstand, der nicht zerstörbar ist, der sich allenfalls immer mehr versteckt und sei es auf Kosten immer stärkerer Selbstschädigung.

Wenn es uns also gelingt, den Widerstand zu bejahen, dann kann die darin verborgene urwüchsige Kraft der Selbstbehauptung wieder erfahrbar werden. Es ist immer wieder ein erhebender Moment in therapeutischen Prozessen, wenn Menschen sich das lustvolle Erleben der eigenen Fähigkeit zur Selbstbehauptung im Widerstand zugestehen. Breites Grinsen über die eigene nicht zerstörbare Lebendigkeit erfüllt den Raum. Es öffnet sich die Tür zur sinnlichen Erfahrung davon, wer und was ich bin. Auch im schlimmsten Traumazustand kann ich fühlend das eigene nicht zerstörbare Sein, Lebendigkeit und Energie wieder finden.

Im Widerstand lerne ich mich auf sinnliche Weise kennen. Ich bin Sein, das eine individuelle Form angenommen hat. Und diese Individualität lässt sich in letzter Konsequenz nicht unterdrücken. Wir sind nicht dazu geboren, fremdbestimmt zu leben. Wir sind Individuen, die darauf ausgerichtet sind, sich in der Tiefe ihres Seins zu erfahren und das Eigene erfolgreich zu verwirklichen. Der Widerstand ist die Kraft in uns, die ausgeschlossenen Anteile allen Zuschreibungen zum Trotz im Spiel zu halten und zwar dadurch, dass er sie im Verborgenen hält und heimlich wirken lässt.

Der bejahte Widerstand öffnet den Weg, unser Sein und unsere Individualität zu erfahren und zu leben. Betrachten wir im Folgenden die Funktion der drei Aspekte des Widerstands.

Vermeidung und Kontaktverweigerung: Wenn wir das unwiderstehliche Nein im Widerstand beachten und bejahen, dann wird die Kraft, die Lebendigkeit und Tiefe des Seins in erfüllender Weise erfahrbar. Ich erfahre: Ich bin nicht das, was die Zuschreibungen mich glauben machen. Ich bin nicht die Rolle, die ich angenommen habe. Ich bin im Kern reine Lebendigkeit, die nicht wegzukriegen ist. Ich bin die Liebe zu mir selbst und zum Leben. Ich bin Bewusstheit und die Klarheit, den Schleier der Bewertungen und Zuschreibungen zu lüften und die eigene Wahrheit zu sehen. Ich bin Wert, das Eigene zu leben. Der

Widerstand bewahrt uns vor Zugriffen und schützt den inneren Freiraum, in dem wir unser Sein erfahren. Aber das ist noch längst nicht alles, was es hier abzuholen gibt.

Das *Abspalten von Polaritäten* im Widerstand lässt sich unter der bejahenden Sichtweise als das Bewahren derjenigen Seiten verstehen, die in unserem Herkunftssystem vermieden werden, die wir aber für unsere Individualität unbedingt brauchen. Der Widerstand bewahrt die unverzichtbare Fähigkeit des Verschließens, den Eigensinn, vor dem Fremden. Wir brauchen beide Pole frei zur Verfügung, ohne von Schuldzuschreibungen bestimmt zu sein: das Offensein und das Verschließen. Dann können wir selbstbestimmt und elastisch das Leben bewältigen. Das ist der zweite große Befreiungsschritt. So lösen wir uns aus dem Griff des Bindungstraumas. Im Widerstand bestehen wir also auf uns selbst in unserem Eigensein, in unserer Einzigartigkeit. Wir können nun danach suchen: Was ist das unverzichtbare Anliegen, was ist der eigene Anspruch ans Leben, den wir niemals aufgeben können und werden? Eine heiße Spur finden wir dadurch, dass uns die ausgeschlossenen Polaritäten in Verbindung mit unserer Mission bringen. Das was unsere Überlebensmuster ausschließen, sind genau die Qualitäten, die wir brauchen, um unsere Mission zu verwirklichen. Das Abspalten ist ein sicheres Versteck, um die unerwünschten Seiten vor dem Zugriff zu schützen. Zuallererst natürlich die Fähigkeit der Abgrenzung. Ein Beispiel: Johanna ist beraterisch und therapeutisch aktiv. Sie leidet darunter, dass sie sich nicht richtig traut, angemessene Bezahlung für ihre Dienstleistungen zu verlangen und zudem auch Anerkennung nicht an sich heran lässt. Hier stoßen wir auf einen nicht zu überwindenden Widerstand. Selbst verschiedene Seminare, die den freien Umgang mit Geld fördern sollten, blieben ohne Erfolg. Also zunächst mal klarer Fall von Selbstschädigung. Das bejahende Ergründen des Widerstands zeigt auf, dass sie Bezahlung verweigert, um sich frei zu halten. Sie hat aufgrund ihrer Lebensgeschichte die Befürchtung entwickelt, dass (materielle) Zuwendungen „vergiftet" sind, weil sie mit einer Verpflichtung verbunden sind, die sie unfrei macht. Mit ihrem Widerstand behauptet sie sich also darin, dass sie unbestechlich ist. Sie entdeckt, dass das genau die Qualität ist, auf die es für sie ankommt. Sie möchte erfahren, dass sie frei handeln kann und sie möchte andere in dieser Hinsicht fördern. Auf diese Weise lernt sie, Zuwendungen aller Art anzunehmen und dabei sich ihres Freiseins bewusst zu bleiben. Eine schöne Mission – oder?

Die radikale *Unversöhnlichkeit* ist aus der bejahenden Sicht im Widerstand zu begreifen als das radikale Bestehen darauf, mit der eigenen Mission erfolgreich zu sein. Wir verweigern uns konsequent einer Welt, die uns scheitern lässt. Das können wir nicht auf uns sitzen lassen. Denn tief im Inneren haben wir die Ahnung, dass unser Anliegen für das Leben nicht nur unsere Aufgabe ist, sondern dass wir das Geburtsrecht haben, damit erfolgreich zu sein. Wenn wir ganz genau hinschauen, können wir entdecken, dass der Widerstand schon eine einzige Erfolgsgeschichte ist. Der Widerstand bewahrt erfolgreich den inneren Freiraum, die eigene Lebendigkeit zu erfahren. Selbst schlimmste Erlebnisse können mich in meiner Selbstbehauptung nicht zerstören. Der Widerstand bewahrt erfolgreich die abgelehnten Seiten meines Mensch-Seins, die aber notwendig sind, um ein ganzer und individueller Mensch sein zu können, vor dem Zugriff. Dies geschieht, indem sie dem Bewusstsein entzogen werden und heimlich wirksam werden. Schließlich beharrt der Widerstand erfolgreich auf dem Lebensanspruch, Erfolg zu erfahren, indem er Misserfolge konsequent abwehrt und sich gegenüber der Welt solange verschließt, bis sich Wege zu einer erfolgreichen Verwirklichung öffnen.

Ein Beispiel dazu. Karin bespricht in einem Coachingprozess die Problematik, dass sie immer wieder an ihrer beruflichen Kompetenz zweifelt. Erfährt sie Enttäuschungen in ihrem beruflichen Feld, dann wird ein selbstschädigendes Geschehen ausgelöst. Sie beharrt dann in unverrückbarer Weise darauf, dass sie nichts kann und nichts ist. Der Widerstand zeigt sich darin, dass dieses Beharren argumentative Beeinflussungsversuche völlig unbeschadet abtropfen lässt. Das Bejahen des Widerstands eröffnet für Karin ungeahnte Perspektiven. Zunächst einmal wird sie sich des trotzigen Wütens in ihrem Beharren bewusst. Da wird eine Menge Energie freigesetzt. Das Wüten in ihr wird immer stärker. Durch unterstützende Interventionen fällt ihr völlig überraschend der Satz aus dem Mund: „Ich bin so wütend, weil ich endlich möchte, dass meine Kompetenz von den anderen anerkannt wird." Ihr wird klar, dass sie es nie aufgegeben hat, an diesen Erfolg zu glauben. Solange der Widerstand unbewusst agiert hat, war ihr aber der Weg zum Erfolg versperrt. Sie entdeckt nun das Anliegen, dass sie andere genau dabei unterstützen möchte, ihre Kompetenz zu erfahren. Es öffnet sich ihr Blick dafür, dass sie in dieser Hinsicht eigentlich schon sehr erfolgreich arbeitet. Sie konnte es bisher nur nicht sehen.

Wenn der Widerstand unbewusst und blindwütig ausagiert wird, kann er sehr viel Schaden anrichten – das erfahren wir an unseren eigenen Leidenszuständen und täglich in den Nachrichten. Aber wenn er reflektiert, bejaht und verstanden worden ist, dann erweist sich dies als heilsamer Weg, um zu wachsen und die erfolgreiche Verwirklichung der eigenen Werte zu erfahren. Für diesen Prozess brauchen wir meistens Hilfe von außen, die das Verständnis für den zunächst ungeliebten Widerstand fördert. So können wir erfahren, dass der scheinbar so zerstörerische Widerstand das Wichtigste in uns verteidigt. Wir erfahren auf diesem Weg sogar, dass selbst schlimmste traumatische Erfahrungen unseren Lebenswillen nicht klein kriegen konnten.

Widerstand mag häufig in einer unangenehm egozentrischen Weise daher kommen. Aber es geht nicht darum, ihn wegzukriegen, aufzulösen, zu überwinden oder zu transformieren – nein, Arbeit mit dem Widerstand ist wie Weihnachten: Wir müssen ihn auspacken, damit die Geschenke ankommen können. Widerstand ist aber auch das Bestehen darauf, dass beim Auspacken geholfen werden muss.

8.5 Widerstand – Zusammenfassung

Ich wehre ab, also bin ich.

1. Widerstand zeigt sich im Inneren als unüberwindbare Hürde, wenn ich mit meiner bewussten Absicht scheitere (innerer Schweinehund) bzw. in der Begegnung mit Anderen als Verweigerung von Kontakt und Lösungsbereitschaft, die Einflussnahmen unwirksam macht. Je mehr wir versuchen, ihn zu übersteigen, umso radikaler und destruktiver wird er.
2. Widerstand ist die Notwehr, um sich gegen überwältigende traumatische Situationen zu behaupten. Er hat drei wesentliche Aspek-

te: Kontaktverweigerung, Abspaltung von Polaritäten und Unversöhnlichkeit.

3. In die Unbewusstheit abgedrängter Widerstand hat die Neigung sich auszuagieren und wirkt dabei enorm selbstschädigend und zerstörerisch nach außen. Er verschließt das System, führt zu Entfremdung und Selbstverlust, lässt scheitern, bewirkt Isolation und Aussichtslosigkeit. Im Außen führt er zu Bestätigung der negativen Weltsicht, Verhindern neuer Erfahrungen, Kontaktzerstörung bis hin zu Gewalt.
4. Widerstand ist die größte schlummernde Ressource für das seelische Wachstum. Im Widerstand wird das eigene Potential unter Traumabedingungen verteidigt. Wird der Widerstand konsequent bejaht, eröffnet sich der Zugang zur eigenen Bestimmung.
5. Die Kontaktverweigerung schützt den inneren Freiraum, in erfüllender Weise das eigene Sein zu fühlen. Die Abspaltung bewahrt die verpönten Seiten, die für die Individualität unerlässlich sind. Die Unversöhnlichkeit verteidigt das Recht, erfolgreich zu sein: Das bedeutet letztlich so entwicklungsfähig zu sein, dass man dem Leben gewachsen sein kann.

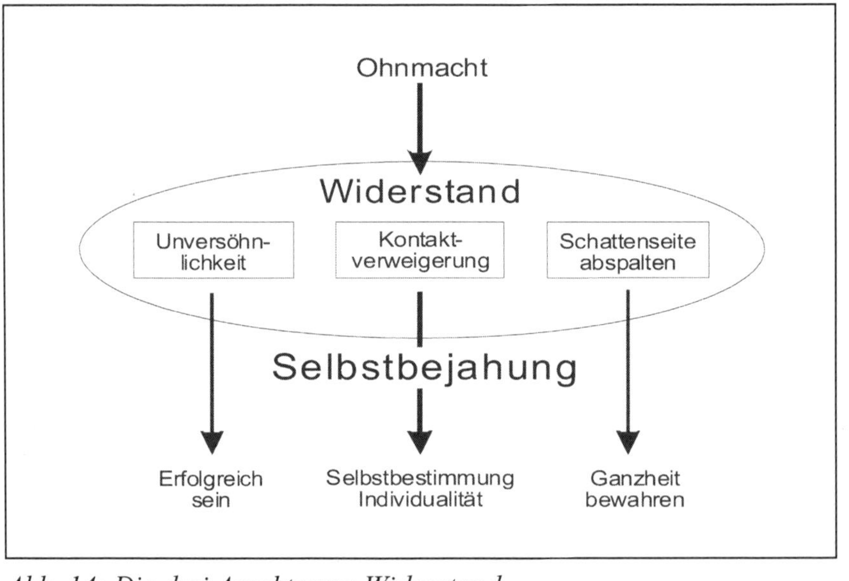

Abb. 14: Die drei Aspekte von Widerstand

9 Stabilisieren oder Schritte

Sicherheit durch Bewegung

Das in der Traumatherapie gängige Prinzip heißt: Stabilisieren, Stabilisieren, Stabilisieren und dann kommt die eigentliche Behandlung des Traumas durch Konfrontation und Integration (z.B. Luise Reddemann 2001). Dieses Prinzip entspricht der Notwendigkeit, dass wir die erforderliche Sicherheit brauchen, um Schritte gehen zu können. Hauptwerkzeuge beim Stabilisieren sind das Wegschließen der traumatischen Situation (in den sog. „Tresor") sowie der Aufbau eines sicheren inneren Orts, d.h. die Verankerung in der Vorstellung von einem wohltuenden inneren Bild. Dies ist eine sehr wirksame Übung.

Ich möchte jedoch vorschlagen, das Stabilisieren weiter zu fassen, um es noch wirksamer zu machen. Bei der Faszination durch die griffige Technik geht vielleicht manchmal unter, dass es eigentlich nicht um das Stabilisieren als solches geht, sondern darum, dass Menschen, die ein Trauma bewältigen wollen, die dafür notwendige Sicherheit brauchen. Es gibt kein Bedürfnis nach Stabilisieren sondern danach, Sicherheit zu erfahren. Diese Notwendigkeit zeigt sich schon bei Kindern. Wenn sie in der Beziehung zu ihren Eltern Halt erfahren, dann können sie neugierig Schritte in die Welt gehen.

Der wesentliche Faktor für Sicherheit ist aus meiner Sicht *Beziehung*. Gefühlte Beziehung bietet mehr Sicherheit als Bilder. Zum einen braucht es eine förderliche und verlässliche Beziehung von außen entsprechend der Prinzipien, die Carl Rogers (1987) in seinem personzentrierten Ansatz formuliert hat: Wertschätzung, Empathie und Kongruenz. Zum anderen braucht es vor allem eine förderliche Beziehung zu mir selbst, was sich darin ausdrückt, dass ich in Übereinstimmung mit mir und meiner Erfahrung bin – mit anderen Worten, dass ich mich bejahe. Der personzentrierte Ansatz zielt darauf ab, dass das Handeln der hilfreichen Person das Selbstbejahen der traumatisierten Person gezielt fördert.

Ein weiteres Problem der Technik des Stabilisierens sehe ich darin, dass es von der eigentlichen Behandlung getrennt wird. Gestatten Sie mir folgenden Vergleich: Beim Fahrradfahren gewinnen wir Sicherheit nicht durch einen stabilen statischen Zustand sondern durch die Dynamik der Bewegung. Um Traumatherapie in dieser Hinsicht noch wirksamer zu gestalten, ist es daher meiner Auffassung nach sinnvoll,

- das Fördern des Sicherheitserlebens so zu gestalten, dass dabei schon Entwicklungsschritte und Traumabewältigung geschieht und
- die Behandlungsschritte so auszuführen, dass dabei das Sicherheitserleben gefördert wird.

Wie lässt sich das umsetzen?

Die Betrachtung der Posttraumatischen Belastungsstörung als Akutzustand des Traumas zeigt uns, dass im traumatischen Geschehen die Bewältigungsfähigkeit aufgespalten wird.

- Es gibt einerseits die Tendenz, auf das traumatische Erleben zuzugehen vermittelt durch Wiedererleben,
- andererseits gibt es die Tendenz, sich durch Abwehrvorgänge, insbesondere dissoziative Zustände zu schützen, um Sicherheit zu gewinnen.

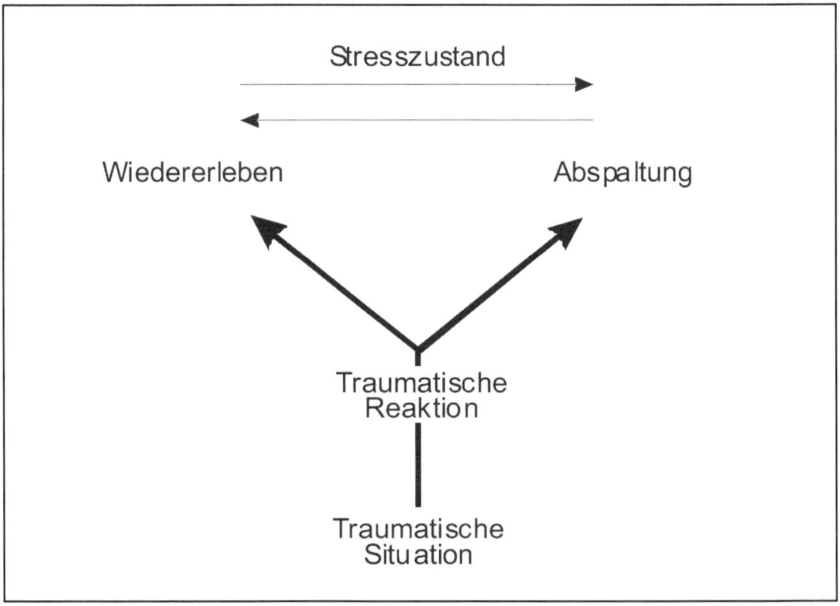

Abb. 15: Die Aufspaltung der Bewältigungsfähigkeit

Der extreme Stresszustand kommt dadurch zustande, dass diese beiden Bewegungen durch die Spaltung als gegensätzlich erscheinen. Es kommt zu einem Teufelskreis von Vermeidung, der das Trauma chronifiziert.

Das bedeutet, dass der grundlegende Schritt in der Traumabehandlung zunächst darin bestehen muss, diese Spaltung zu überwinden und das Potential der beiden Tendenzen miteinander zu verbinden. Wir brauchen Sicherheit, um uns bewegen zu können. Das stimmt. Aber Sicherheit können wir letztlich nur erfahren, indem wir uns bewegen. Die notwendige Bewegung ist die Beziehungsaufnahme. Es braucht von außen den Anschwung, in Kontakt zu treten mit dem Widerstand.

Wie im letzten Abschnitt dargestellt, ruht das größte ungenutzte Potential der Person im Widerstand. Hier liegt die Kraft der Bewältigung, der Selbstbehauptung und Selbstverwirklichung verborgen. Hier kann die Person erfahren, dass sie trotz des überwältigenden Geschehens in der Lage gewesen ist zu widerstehen. Mit ihrer Abwehr ist sie jederzeit in der Lage sich zu behaupten. Nur: Es ihr noch gar nicht beewusst.

Wir fördern also das Sicherheitserleben durch bejahende Schritte auf den Widerstand zu und lassen die Kraft in der Abwehr sich entfalten. Diese innere Bewegung hat zwei entscheidende Vorteile:

- Die Person kommt wieder in Kontakt mit ihrer Abwehrfähigkeit, mit ihrer unzerstörbaren Kraft der Selbstbehauptung. Indem sie sich wieder spürt, wächst ihr Sicherheitserleben (ich wehre ab, also bin ich),
- der Widerstand ist direkt bezogen auf das traumatische Geschehen und hat in sich die Kraft, diesem Geschehen standzuhalten. Diese Entdeckung fördert das Vertrauen, der traumatischen Erfahrung gewachsen zu sein (ich wehre ab, also bewältige ich). Im Abwehrprozess konfrontiert sich die Person schon auf selbstbestimmte Weise mit dem traumatischen Geschehen.

Wir müssen also nicht erst künstlich stabilisieren und dann künstlich konfrontieren. Es ist schon alles da. Die selbstbestimmte Weise, in der die Person sich schon behauptet und mit dem Geschehen konfrontiert, gilt es abzuholen und bewusst zu machen. Das kann die Person zumeist nicht alleine. Solange die Abwehrvorgänge außerhalb des Bewusstseins stattfinden, wirken sie selbstschädigend. Deshalb ist es unsere Aufgabe, Schritte in Richtung des Widerstands zu ermutigen, um die Bewusstheit und damit das Sicherheitserleben der Person zu fördern. Auf diese Weise lässt sich der Teufelskreis der Vermeidung durchbrechen – nämlich indem wir die Vermeidung zutiefst ernst nehmen.

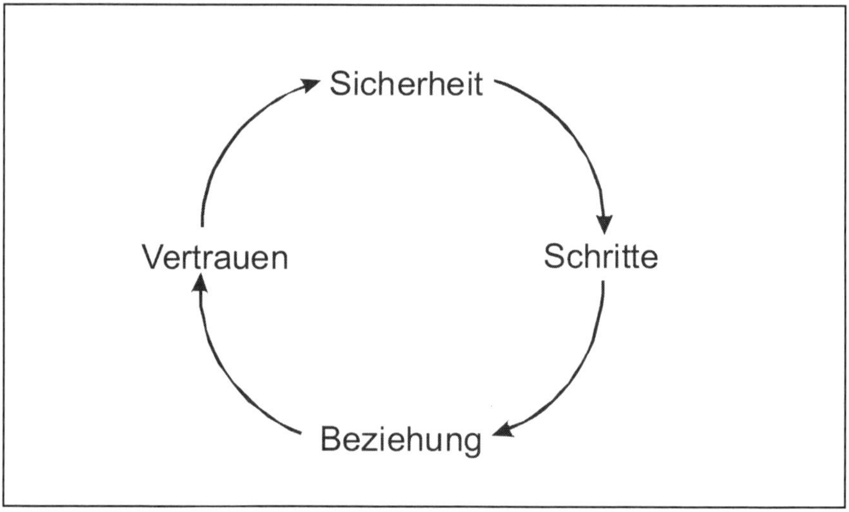

Abb. 16: Sicherheit durch Bewegung

Die Abbildung verdeutlicht die Zusammenhänge des Sicherheitserlebens. Wenn die Sicherheit fehlt, dann ist es notwendig Schritte zu gehen, um Kontakt aufzunehmen. Es entsteht Beziehung d.h eine Wechselwirkung, die mich verändert und eine neue Sicht auf das Geschehen ermöglicht. Diese tiefere Einsicht fördert das Vertrauen in mich und in die Welt.

Das bewusste Zugehen auf den Widerstand und das Mitgehen mit seiner Bewegung lässt eine neue Verbindung zu mir und meinen Potential entstehen. Es ermöglicht eine selbstbestimmte Konfrontation mit dem Trauma und einen stärkenden Zuwachs an Vertrauen in meine Stärke und damit an Sicherheitserleben.

Die Befreiung des Widerstands aus dem Bann der negativen (fremden) Bewertung läutet eine radikale Umkehr ein. Wenn die Lust an der erfolgreichen Verweigerung wieder bewusst fühlbar ist, dann ist dies die Geburtsstunde der gesunden Abgrenzungsfähigkeit. Die Person entdeckt ihre Fähigkeit, sich von Zuschreibungen frei zu halten und durch Selbstbejahung neue Wege für die eigene Entwicklung zu öffnen.

	Kann mich von Bewertung frei halten	Kann *Widerstand* nicht überwinden
Bejahe mich	Entdecke wer ich bin und was ich wirklich will	Im Kontakt mit Widerstand
Verneine mich	Rettung in Widerstand	Erlebe mich als wertlos

Abb. 17: Kontakt zum Widerstand

Abbildung 17 zeigt den aufsteigenden Entwicklungsweg. Zunächst erlebe ich mich dem Widerstand mit seiner selbstschädigenden Wirkung ausgeliefert. Ich kann ihn nicht überwinden und erfahre dabei, dass ich verneint bin, wertlos und unbrauchbar (Traumaknoten). Wenn ich durch diese Zuschreibungen bestimmt werde, rette ich mich in noch radikaleren Widerstand – ich verweigere den Kontakt. Die Befreiung aus dem Traumazustand geschieht durch den Kontakt mit dem Widerstand. Dieser Bejahungsschritt lässt mich erfolgreich sein: Er löst mich von der Macht der Zuschreibungen und ermöglicht, dass ich mich tiefer verstehen kann und neues Vertrauen entwickeln kann.

Zusammenfassung:

Das konsequente Beachten des Widerstands hebt den Gegensatz von Stabilisieren und Konfrontieren/Behandeln in der Traumatherapie auf. Behandlungsschritte, die den Widerstand bejahen, bringen in Kontakt mit dem darin verborgenen Potential und stärken das Sicherheitserleben. Im Widerstand erfolgt bereits eine selbstbestimmte Konfrontation mit dem traumatischen Geschehen, die Selbstbehauptung, Abgegrenztheit und seelische Unzerstörbarkeit erfahrbar macht.

10 Selbstbeachten als Weg

Selbstbeachten als Prozess, mich bewusst wahrzunehmen, wie ich bin und mich darin zu bejahen, ist der Schlüssel für alle Entwicklungsprozesse. Warum ist das Selbstbeachten so fundamental als Türöffner?

Weit verbreitet ist der Glauben, dass man nur etwas erreichen kann, wenn man sich anstrengt. Das ist allerdings ein Irrtum. Wenn wir gegen Symptome, Muster, gegen Konfliktpartner oder Situationen in unserem Leben angehen wollen, dann verstärken wir nur die Probleme. Gegen Widerstände zu kämpfen, lässt den Widerstand anwachsen. Wenn wir etwas bewirken wollen, dann geht es letztlich nur leicht, indem wir mit der Energie der Situation mitgehen und sie in unserem Sinne lenken. Dieser Aspekt findet sich z.B. in bestimmten Kampfsportarten, die lehren, nicht gegen Angriffe vorzugehen, sondern den Impuls aufzunehmen, um sich dadurch mühelos zu verteidigen. Carl Rogers (1987) hat diesen Gedanken in seinem Konzept der Personzentrierung umgesetzt. Kurz zusammengefasst vertritt er das Prinzip: Verändern durch Verstehen und Akzeptieren.

Bejahen bedeutet auf keinen Fall, einen Misstand hinzunehmen oder gar zu resignieren. Es nimmt vielmehr die Situation so, wie sie ist, um sie als Ausgangspunkt für die gewünschte Veränderung zu nutzen.

- Selbstbeachten ist das bewusste Zuwenden der Aufmerksamkeit auf das, was gerade in meinem Leben geschieht.
- Selbstbejahen ist der Vorgang, das, was geschieht, anzunehmen, um mich zu verstehen und zu fördern.

Das Geheimnis des Beachtens und Bejahens liegt darin, dass es die Tür zu unserem seelischen Feld öffnet. Die fundamentale Qualität des seelischen Felds ist ein bedingungsloses JA zu dem, was ist. Es bringt alles hervor und beachtet alles gleichermaßen. Hier gibt es kein Gut oder Böses. Hier gibt es nur die Qualität: schöpferisches Sein.

Indem wir uns beachten und bejahen, öffnen wir uns für diese schöpferische Qualität des Seins in unserem Wesenskern. Wir erfahren dadurch Getragensein und Sicherheit. Darüber hinaus lösen sich beim Eintauchen in dieses Feld Zuschreibungen auf, da wir uns in unserem eigentlichen Wesen erfahren. Und wir erfahren uns als eins mit dem schöpferischen Potential des seelischen Felds. Dieser Zustand ist bekannt unter der Bezeichnung „Flow“: Wir sind im Einklang mit unseren schöpferischen Kräften, so dass wir kreativ sein können und mühelos etwas hervorbringen und verändern können. Ein weiteres Beispiel für dieses Prinzip ist das sog. Supervisionswunder. Es begegnet uns immer wieder, dass eine Veränderung der Haltung von Teams bspw. beim Umgang mit „schwierigen“ Kindern oder Jugendlichen in Supervisionsprozessen hin zu Verständnis und Akzeptanz gravierende Veränderungen bei den Betreuten hervorrufen kann – und zwar ohne, dass die Betreuer im äußeren Handeln etwas gemacht hätten. Die Veränderungen geschehen leicht, ohne Anstrengung und Kampf.

Das Bejahen ermöglicht es, dass wir uns wie Münchhausen am eigenen Schopf aus dem Sumpf ziehen. Selbst wenn wir gescheitert sind oder in einer Enge stecken, wir haben immer die Wahl, wie wir dieser Situation begegnen. Die Weite unseres Bewusstseins bestimmt, was wir als unsere Welt wahrnehmen. Lassen wir uns von der Enge der Selbstverurteilung definieren, dann erleben wir keine besonders inspirierende Situation. Wir sehen dann nur Verurteilung und die Schlechtigkeit der Welt (früher nannte man diesen Zustand Hölle). Das Bejahen weitet unser Bewusstsein und bringt uns auf ein höheres Frequenzniveau. Hier werden die angeblich schlechten Dinge nicht ausgeschlossen, sondern sie finden alle ihren Platz. Damit einhergeht, dass wir Lebendigkeit und das eigene Potential erfahren. Genauso erfahren wir auch eine völlig andere Welt: Auf diesem Bewusstseinsniveau können wir die Fülle und die Angebote der Welt wahrnehmen.

Traumazustände sind infolge der Abspaltungen geprägt von großer Enge und niedrigem Bewusstseinsniveau. Lassen wir uns davon bestimmen, leben wir weit unter unseren Möglichkeiten und leiden demzufolge. Enges Bewusstsein lässt uns eine enge Traumawelt erleben. Deshalb finden wir den Weg aus dem Trauma über das Bejahen, denn es öffnet uns für das Ganzsein und die eigene Größe sowie die unterstützenden Aspekte der Welt. Das Bejahen kehrt die Entfremdung um, die wir in der Traumawelt erfahren.

Keinesfalls ist aber das niedrige Bewusstseinsniveau als schlecht und das hohe als gut anzusehen. So würden wir weiterhin in der Spaltung bleiben. Die wachstumsfördernde Kraft des Bejahens vermag es, uns in einen Bewusstseinszustand zu bringen, der das verborgene Potential in der Enge und in dem Dunkeln entdecken kann. Das gilt insbesondere für das verweigernde NEIN des Widerstands.

> Befreiung aus Traumazuständen geschieht, wenn wir angesichts von Enge weit bleiben, wenn das Bejahen dem vermeintlich Bösen auf den Grund geht, wenn Himmel und Hölle sich begegnen. Dann erfahren wir die ganze Tiefe des Lebens.

Ein Fallbeispiel dazu: Ursula wird sich im Laufe des therapeutischen Prozesses zweier Aspekte immer mehr bewusst. Ihr wird immer klarer, dass sie Enttäuschungen durch ihre Mutter so interpretiert, dass sie so, wie sie ist, nicht gewollt ist, nicht dazu gehört. Darüber hinaus hat sich in ihr der Schutzmechanismus gebildet, dass sie sich abweisend und aggressiv verhält und dadurch in Konfliktsituationen selbst ausschließt. Den inneren Vorgang, dass sie sich ausschließt, hat sie bisher nach außen gewendet. Bei Enttäuschungen hat sie andere, insbesondere ihren Partner massiv mit Vorwürfen angegriffen. Nun ist sie aber in ihrem Selbstbeachten so gewachsen, dass sie nicht mehr in diese destruktiven Bahnen abgleitet. Sie gesteht sich ein, dass sie enttäuscht ist und sie gesteht sich ein, dass sie mit ihren aggressiven Mustern andere von sich wegtreibt und sich selbst ausschließt. Sie bleibt in der Liebe zu sich selbst – das ist das Neue. Dadurch geschieht ein Quantensprung in ihr: Für sie wird in ihr eine Liebe spürbar, die auch dann bestehen bleibt, wenn sie gerade mit ihrem Muster nicht so toll dasteht. Dieser Schritt verändert ihr Leben grundlegend.

		Niederlage Aggressives Muster
Bejahe mich Gestehe mir aggressives Muster ein	1	4 Erfahre mich als geliebt! ↑
Verneine mich	3	2 Verleugne negative Haltung

Abb. 18: Bejahen der Niederlage

Traumatische Strukturen werden aufgelöst, wenn ich mich als die Weite und das JA erfahre, das die Enge und das NEIN des Widerstands, umfassen und befreien kann.

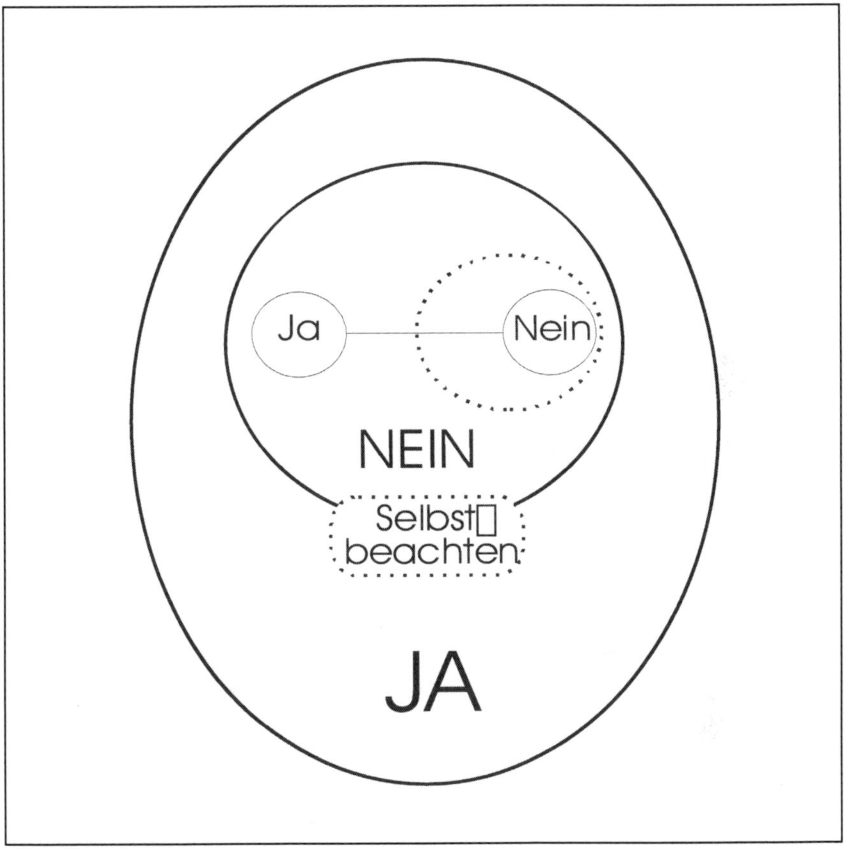

Abb. 19: Der bejahte Widerstand

Abbildung 19 veranschaulicht, dass der Widerstand (NEIN) den verbannten Pol (das Nein) aufbewahrt. Der bejahende Zugang (JA) zum Widerstand über das Wachsen der Selbstbeachtung macht das verborgene Potential der beiden zusammengehörigen Polaritäten (Ja und Nein) wieder verfügbar. Wenn der Pluspol (Verankerung im Sein) und der Minuspol (Widerstand) verbunden werden, entsteht ein dynamischer Entwicklungsstrom.

10.1 Im Einklang sein

Ich bin

Das Motiv, was unsere Handlungen antreibt, ist Liebe. Auch wenn die Formen, in denen wir unsere Liebe verwirklichen wollen, sogar zerstörerisch sein können, wenn sie sich im Extremfall gar in Unversöhnlichkeit zeigt: Im Kern unseres Wesens sind wir Sein, Bewusstsein und Liebe. Indem wir auf uns bestehen, tun wir es aus Liebe zu uns selbst, wir sind auf der Suche aus Liebe zur Wahrheit. Wir wollen keine Niederlagen aus Liebe zu unseren Werten. Wir wollen nicht schuld sein, gute Menschen sein aus Liebe. Wir verstricken uns mit anderen aus Liebe zum Einssein.

Um diese Widersprüche aufzulösen, müssen wir unterscheiden zwischen Liebe als Qualität und der Liebe als eine in unserem menschlichen Dasein verwirklichte Form. Traumatisierungen führen dazu, dass unsere Liebe sich in einer bis zur Unkenntlichkeit verzerrten Form ausdrückt. Die Liebe zu unserem Bezugssystem wiederum (siehe Bindungstrauma) lässt uns in diesen Formen verharren. Deshalb finden wir zunächst keinen Ausgang aus dem Trauma. Wir können uns selbst nicht begreifen.

Die Lösung besteht darin, in Einklang zu kommen. Carl Rogers (1987) vermittelt in seinem personzentrierten Ansatz, dass Kongruenz die zentrale Kraft ist, die heilsame Prozesse in Gang bringt. Störungen entstehen, wenn wir von uns selbst entfremdet sind. Entwicklung wird ermöglicht, wenn wir bei uns selbst oder bei anderen Übereinstimmung fördern. Die große Herausforderung unseres Menschseins lässt sich so zusammenfassen: Lerne dich zu lieben und zwar genau an dem Punkt, an dem du dich am wenigsten haben willst – d.h. in deiner größten Niederlage. Das ist der Weg, dich zu befreien und dich und die anderen in ihrem eigentlichen Wesen zu begreifen.

Der Weg, die Liebe in uns auf eine konstruktive Weise zu verwirklichen, ist das Bejahen. Es bringt uns in Einklang mit dem was geschieht, mit dem, was wir fühlen und dadurch in Einklang mit dem, was wir sind. Indem wir mit dem Strom des Geschehens, mit der Energie in uns gehen, werden wir uns sinnlich unserer eigenen konstruktiven Kraft bewusst. Durch diese Offenheit kommen wir in Kontakt mit unserem eigentlichen Wesen.

Ein Beispiel mag diesen wundervollen Zusammenhang verdeutlichen. Magdalena ist sehr lärmempfindlich. Zeitlebens fühlt sie sich durch Geräusche in der Umgebung furchtbar gestört. Nachts kann sie keine Ruhe finden, wenn draußen auf der Straße Lärm zu hören ist. Sie entwickelt große Abneigung gegen den Ort, an dem sie wohnt, gegen die Menschen, die ihr in den Ohren liegen. Immer wieder quält sie sich mit der Frage, dass sie an einen anderen Ort müsste. Allerdings wird sie immer wieder vom Lärm eingeholt. Eine große Befreiung war es für sie, als sie entdecken konnte, dass sie sich dauernd gegen die Geräusche stellt. Sie befindet sich in einem dauernden Abwehrkampf aus der Angst, vom Leben und von den Menschen überrollt zu werden. Sie kommt in Einklang mit ihren starken Gefühlen. Dieser Prozess öffnet in ihr die Einsicht, dass sie aus Liebe zur Stille und aus Liebe, sich zu bewahren, so unversöhnlich geworden ist. Sie erfährt sich als eine starke Liebe. Indem sie sich nicht mehr gegen die Geräusche stellt, erfährt sie unmittelbar: Ich bin das Leben und die Geräusche sind das Leben, wir stammen aus derselben Quelle. Wenn ich in meinem innersten Wesen pures Sein und Stille bin, dann können die Geräusche mir nichts anhaben. Erst dadurch, dass ich mich dagegen gestellt habe, wurde ich so schrecklich gequält. Durch den Schritt, mit sich als Gequälter und dem Lärm in Frieden zu kommen, erfährt sie einen tiefen Frieden ins sich, der nicht zerstörbar ist.

Carl Rogers spricht von bedingungsfreier Zuwendung als dem grundlegenden menschlichen Bedürfnis. Die große Macht des Bejahens verwirklicht sich darin, dass es uns in Verbindung bringt mit der bedingungslosen Liebe des seelischen Felds. Ich bejahe und erfahre mich im Eintauchen in das seelische Feld als beachtet und bejaht. In dem Öffnungsprozess, dass wir mit der Energie der Gefühle oder der Energie der Unversöhnlichkeit mitgehen, erschließt sich auf zutiefst sinnliche Weise unsere eigene Kraft, das Gewahrwerden des eigenen Seins und des eigenen Liebespotentials.

Das große JA der bedingungslosen Liebe ist so stark, dass es sogar das große NEIN der Unversöhnlichkeit umfassen, tragen und transformieren kann. Das große JA erkennt die in dem NEIN eingebundene

Liebe, löst damit die bisher verzerrte Form der Verwirklichung auf und lässt die Energie wieder frei fließen. Das JA erkennt sich im Grunde in dem NEIN wieder. Die Entfremdung wird überwunden und tiefer Frieden kann einziehen, weil ich mir selbst auf höchst bewusste Weise gewahr und im Einklang mit mir bin.

10.2 Erfolgreich sein

Ich bin und ich kann

Das Bejahen des Widerstands, der sich in Verweigerung und Unversöhnlichkeit zeigt, ist unsere größte Ressource, um wirklich erfolgreich sein zu können. Genau in der Seite an uns, die wir am wenigsten wahrhaben, geschweige denn annehmen wollen, finden wir die Werte und Herzensanliegen, die unsere Individualität ausmachen, und die Dynamik, die uns diese Anliegen verwirklichen lässt.

Der unüberwindbare Widerstand, auf den wir im Zentrum der Traumastruktur stoßen, erweist sich als die unbeugsame Kraft in uns, die darauf besteht, erfolgreich zu sein. Das bedeutet, dass der Widerstand die grundlegende Entwicklungsfähigkeit bewahrt, für die es im traumatischen Erleben keinen Raum gibt. Diese ist darauf ausgerichtet, den Herausforderungen des Lebens gewachsen zu sein. Carl Rogers (1987) nennt dieses Bedürfnis nach Wachstum „Aktualisierungstendenz“.

Der bejahende Blick auf den Widerstand öffnet uns für das radikale Selbstbehaupten, das sich selbst durch schwerste traumatische Angriffe niemals unterkriegen lässt. Schuldzuweisungen beispielsweise gehören häufig zur zentralen Traumastruktur, sie erweisen sich häufig als unzugänglich, nicht korrigierbar. Das Festhalten an Schuldzuweisungen ist zu verstehen als eine unverzichtbare Schutzreaktion, als das Bestehen darauf, als guter Mensch angesehen zu werden.

Die nie untergehende Kraft, auf sich zu bestehen, hat zwei wesentliche Aspekte:

- Das grundsätzliche Bestreben, sich überhaupt als erfolgreich erfahren zu wollen, d.h. wir verteidigen unser Recht auf Wachstum und
- das Bestreben, die eigenen Herzensanliegen verwirklichen zu wollen, d.h. wir verteidigen unser Recht auf Individualität.

Ich möchte dies durch Beispiele veranschaulichen: Marcel soll seinen Schulabschluss machen. Von allen Seiten bekommt er Druck, dass er doch zur Schule gehen soll. Vordergründig passt er sich an, aber ohne dass es ihm bewusst ist, setzt sich in ihm die Tendenz durch, den Schulbesuch zu verweigern. Dieser Widerstand hat natürlich – so wie jede Unversöhnlichkeit – eine selbstschädigende Wirkung, denn er verbaut sich damit seinen Schulabschluss. Die Traumaanalyse zeigt auf, dass er damit erfolgreich sein Recht auf Selbstbestimmung verteidigt. Und dieser Erfolg ist viel wichtiger als der Schulbesuch. Der erfolgreiche Schulabschluss macht für ihn nur dann Sinn, wenn er sich gewiss ist, dass er es nicht für andere getan hat, sondern sein eigener Erfolg ist.

Ein Beispiel: Bruno hat immer wieder starke Atembeklemmungen. Es zeigt sich, dass in dem Zusammenziehen in seiner Brust sein Widerstand im Körper spürbar wird. Im therapeutischen Prozess wird deutlich, dass er verbittert ist darüber, dass seine Liebesbemühungen für Andere aus seiner Sicht nichts bewirkt haben. Deshalb hat sich schon sehr früh eine grundsätzliche Verweigerungshaltung dem Leben gegenüber in ihm festgesetzt. Dies lässt sich verstehen als das unbedingte Bestehen darauf, dass er erfolgreich etwas bewirken will. Er kann nicht darauf verzichten zu erfahren, dass seine Liebe positive Wirkungen hervorruft.

Die bejahende Sicht lässt uns den Wert der Schattenseiten erkennen. Solange wir uns anstrengen und gegen sie vorgehen, werden wir scheitern. Erst die Integration der Schattenseiten offenbart, was uns wirklich wichtig ist im Leben, schließt uns an die verfügbaren Potentiale an und öffnet die Wege, auf selbstbestimmte Weise erfolgreich zu sein.

11 Therapeutische Schritte

Wie können wir das Prinzip des Bejahens in wirksame therapeutische Schritte umsetzen?

Trauma unter einer *wachstumsorientierten* Perspektive zu sehen, bedeutet *Grenzen*, Ohnmacht und Widerstände als Ressourcen zu begreifen. Traumastrukturen führen dazu, Ohnmacht gegenüber Grenzen als Versagen und absoluten Untergang zu sehen sowie Widerstände auszugrenzen. Diese Verknotung gilt es aufzulösen. Dabei gelten folgende Grundsätze.

1. Den roten Faden im Wachstumsprozess finden wir darin, die Selbstbeachtung aus der Dominanz der negativen Sicht zu befreien. Das bedeutet im Falle einer Niederlage im *inneren Status* oben zu bleiben statt im inneren Status gewohnheitsmäßig abzustürzen.
2. Die Dynamik zur Befreiung entfaltet sich aus den *Gefühlen*. Sie sind der Weg zurück zu den verlorenen Seelenqualitäten.
3. Die *Empfindungen* bilden die innere Einengung durch die gewohnten Vermeidungstendenzen ab. Sie sind der Weg, mich aus der dunklen Wolke der Selbstverneinung zu befreien.
4. Das Beachten der *Schutzmechanismen* (Rolle) ist der Weg zu erkennen, in welcher Weise ich als Beachten noch fehle und um welche Notlage ich mich kümmern muss, um selbstbestimmt leben zu können.
5. In diesem Prozess des Selbstbeachtens stoße ich auf die grundlegende *Prägung durch die verneinende Sicht*, die gegen mich und die Welt gerichtet ist und die dann sichtbar wird, wenn ich mich dem Leben gegenüber als ohnmächtig erlebe.
6. Hier finde ich den grundlegenden *Traumaknoten*. Ich kann darin wachsen, das Erleben einer nicht abwendbaren Niederlage abzulösen von der negativen Zuschreibung, die bisher automatisch in mir geschieht.
7. Der Weg aus den Traumastrukturen wird vollzogen durch eine Umkehrung im Verhältnis zum *Widerstand*. Wir fangen an, den zentralen Knoten zu lösen, der durch die Verneinung des Widerstands festgezogen wird.

11.1 Grenzen

Alle Wachstumsprozesse beginnen an Grenzen. Solange wir uns in der Komfortzone aufhalten, die durch unsere gewohnte Vermeidung bzw. durch die Überlebensmuster abgezäunt wird, haben wir es bequem. Aber wenn wir es wagen, uns Ziele zu setzen oder – wie es meistens geschieht – wenn Ereignisse (Veränderungen, Verluste, Krankheiten, usw.) in unser Leben treten, die uns herausfordern, dann stoßen wir an Grenzen. Wir wollen etwas tun oder wir müssten etwas tun, um die Situation zu bewältigen, aber wir finden nichts in uns vor, es gelingt uns nicht. Ich verliere bspw. meinen Job und fühle mich wie gelähmt. Kollegen machen mir Vorwürfe und ich weiß mich nicht zu wehren. Ängste überfallen mich und ich kann nicht damit umgehen. Meine Kinder tanzen mir auf der Nase herum und es gelingt mir nicht, mich durchzusetzen. Ich möchte abnehmen und irgendetwas hindert mich daran, es umzusetzen. Ich bin unzufrieden mit meinem Leben oder gar deprimiert und weiß nicht, wie ich meine Lage wirklich verbessern kann.

Normalerweise versuchen wir den Notlagen dadurch zu begegnen, dass wir uns mehr anstrengen, also noch mehr desselben tun und die altgedienten Muster einsetzen. Das ist menschlich. Es gleicht jedoch letztlich dem Laufen im Hamsterrad. Wir wissen nicht weiter und laufen noch schneller – bis auch das nicht mehr geht. Je früher wir den Mut haben, uns diesen Grenzen in unserem Leben zu stellen, umso besser. Deshalb ist der erste wichtige Schritt in Beratungs- und Therapieprozessen die Ermutigung, auf die Grenze zuzugehen und sie als Herausforderung für das eigene Wachstum zu begreifen. Wenn die Komfortzone zum Gefängnis wird, dann wächst auch der Mut für neue Schritte. Das ist die aktivierende Seite von Krisen.

Wenn wir an solche Grenzen stoßen, dann werden Gefühle in uns ausgelöst: Enttäuschung darüber, dass es nicht so läuft, wie ich es gerne hätte, Schmerz über den Verlust, den ich erfahren habe, Wut angesichts der Ohnmacht, die ich erfahre sowie Angst vor dem Ungewissen oder wegen meiner Wehrlosigkeit. Diese Gefühle spiegeln unsere Betroffenheit wider und sind als dynamische Kräfte so angelegt, dass sie uns befähigen, die Situation zu bewältigen.

11.2 Beachten der Gefühle

Die grundlegende Arbeit in Entwicklungsprozessen geschieht in der Kontaktaufnahme mit den ausgelösten Gefühlen. Im einfachsten Fall reicht es für die Bewältigung einer Problemsituation aus, sich der eigenen Gefühle bewusst zu werden, sie da sein zu lassen und sie bis auf den Grund zu fühlen. Auf diese Weise bringen die Gefühle uns wieder in Kontakt mit unserer Tiefe und entfalten ihre situationsbewältigende Kraft. So versetzt mich z. B. das wache Erleben von Angst in einen sehr klaren inneren Zustand, der mich darauf fokussiert, was zu tun ist, um der Gefahrensituation zu begegnen.

Am Beispiel von Prüfungsangst werde ich im Folgenden immer wieder die einzelnen Bejahensschritte veranschaulichen. Prüfungsangst ist auch deswegen ein schönes Beispiel, weil wir letztlich alle Herausforderungen im Leben als so etwas wie eine Prüfung erleben. Wenn ich bei einer Prüfungsvorbereitung blockiert bin, dann kann ich vielleicht entdecken, dass es in mir eine verborgene Angst gibt. Mache ich mir die Angst bewusst, dann kann ich erkennen, was für mich die Gefahr ist. Es liegt vielleicht daran, dass ich befürchte vor den Anderen als Versager da stehen zu können. Indem ich die Angst bewusst zulasse, komme ich mehr zur Ruhe und ich finde in mir die gefühlte Gewissheit, dass ich erstens antrete, um die Prüfung zu meistern und sich zweitens an meinem Wert selbst dann nichts ändern würde, falls ich durchfallen sollte.

Ein häufiges Missverständnis unterläuft dadurch, dass Gefühle mit Interpretationen verwechselt werden. Unsere sprachlichen Gewohnheiten verwischen den Unterschied, wenn wir z.B. sagen „ich ‚fühle' mich benachteiligt", „ich ‚fühle' mich unterdrückt", „ich ‚fühle' mich unverstanden", Diese Äußerungen sind Interpretationen der Situation, die zudem eine verborgene Tendenz in sich tragen, dem Anderen eine Schuld zuzuweisen. Sie gehen einher mit emotionalen Dramen, die das Erleben von Ohnmacht vermeiden sollen (z.B. ich weiß nicht, wie ich mich behaupten kann). Werden solche Interpretationen genannt, ist es daher notwendig, das zugrunde liegende Gefühl noch zu erkunden.

Bei schwierigeren Fällen sind die Gefühle abgespalten, d.h. es liegt eine Traumastruktur vor. In dieser Situation ist es erforderlich, zunächst den nötigen Raum zu schaffen, in dem die Gefühle wieder integriert werden können. Die beraterische und therapeutische Basisarbeit vollzieht sich darin, die Person in der Bereitschaft zu fördern, ihre Gefühle wahrzunehmen, zu würdigen und zu verstehen. Die Gefühle haben dann ihre „Mission" erfüllt, wenn sie von der Person beantwortet sind. Wie ist das zu verstehen?

Betrachten wir die Eigenschaften von Gefühlen:

- Gefühle sind situationsbezogen und problembewältigend.
- Sie sind Ausdruck von (unerfüllten) existentiellen Bedürfnissen.
- Sie sind Ausdruck der Beziehung zu mir selbst bzw. dessen was ich von meiner Selbstbeachtung brauche und
- aktivieren dadurch Wachstumskräfte in mir.

Ich möchte das an dem oben genannten Beispiel verdeutlichen. Die Angst tritt ein als Reaktion auf die Herausforderung, die in der Prüfung liegt. Wenn ich sie vermeiden will, dann werde ich handlungsunfähig. Nehme ich sie als Unterstützung wahr, dann wird mir klar, dass mir etwas fehlt, um in Ruhe die Prüfung angehen zu können. Die Angst drückt aus, dass mir dafür die nötige Sicherheit fehlt. Darüber hinaus signalisiert die Angst, dass es in mir eine bedrohliche Neigung gibt, mich zu verurteilen, wenn es zu Fehlschlägen kommt. Das ist also die eigentliche Gefahr.

Deshalb ist für den Wachstumsprozess nötig, dass die Person mit dem Gefühl in einen Dialog tritt. (Wir nennen das in unserer Arbeitsgruppe auch manchmal „dialogische Aufstellung"). Die grundlegenden Prinzipien für die therapeutische Förderung des Beachtens hat Jürg Hartmann herausgearbeitet (2011). Wenden wir diese Grundsätze an, dann wird untersucht, wie das Verhältnis von Person und Gefühl gestaltet ist, durch welche Verneinungen die Person in ihrem Selbstbeachten gestört ist und was das Gefühl von der Person braucht.

So kann die Person z. B. entdecken, dass sie in ihrem Bezugssystem die Prägung erfahren hat, ihre Angst zu vermeiden, weil sie für dieses Gefühl keine Resonanz bekommen hat. Die Angst braucht daher als Antwort eine Veränderung der inneren Haltung. Wird diese Veränderung vollzogen, dann hört die innere Spaltung auf und die Person kann ihr Problem lösen.

Diese Arbeit entspricht im Wesentlichen der Arbeit mit dem sog. „Inneren Kind“ (Chopich & Paul 1999, Sachsse 2004). Die Aufgabe des Therapeuten in diesem Prozess besteht darin, die Person darin zu fördern, zu diesem abgespaltenen Anteil wieder eine positive Beziehung aufzubauen – also eine Art Erziehungsberatung. Liegen Traumastrukturen vor, dann sind die Gefühle Aspekte, die abgetrennt und vernachlässigt sind. Erst die Integration ermöglicht, dass die Person wieder als ganze in Erscheinung tritt und bewältigungsfähig wird.

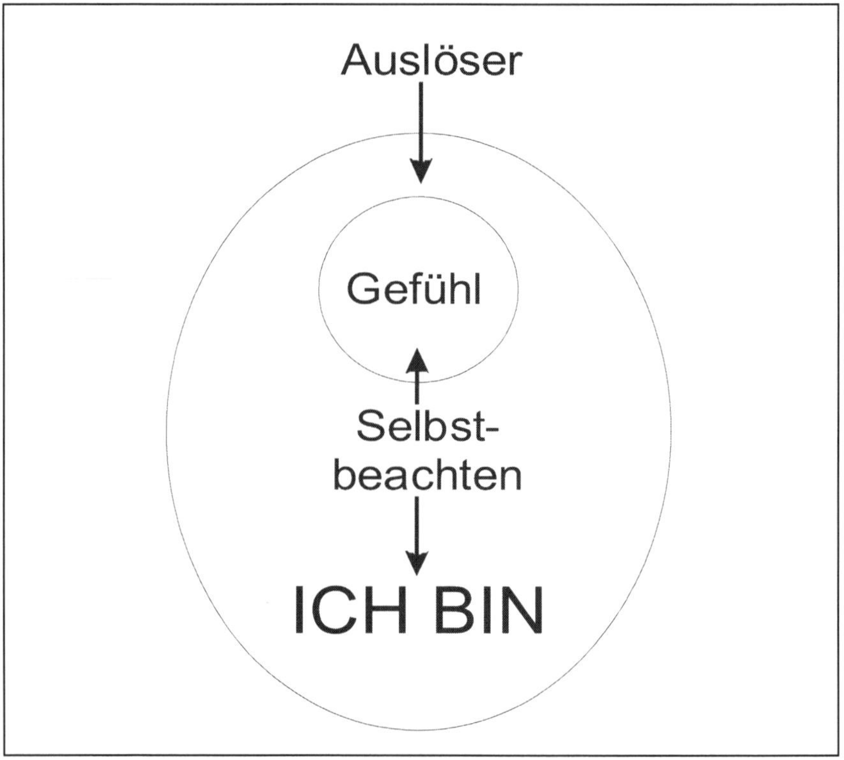

Abb. 20: In Kontakt mit dem Gefühl

Die Qualität, die für diesen Vorgang benötigt wird, könnte man die Fähigkeit nennen, das Herz zu öffnen. Ist die Person wieder zugänglich für das Gefühl, so kann sie angeleitet werden, sich ganz in das Gefühl hineinsinken zu lassen (dieses Prinzip findet sich z.B. bei

Brandon Bays 2003). Fühlt die Person ganz bewusst und wach bis auf den Grund, dann öffnet sich die Wahrnehmung dafür, dass sie mehr ist als das Gefühl, nämlich der Raum, in dem das Gefühl sich ereignet und getragen ist. Indem die Person das Gefühl ganz zulässt, kommt sie wieder in eine tiefe Verbindung mit sich selbst. Auf diese Weise erfüllt sich das existentielle Bedürfnis, das von dem Gefühl angezeigt wurde. Im Falle der Angst erfährt die Person durch das vollständige Zulassen der Angst ein tiefes Aufgehobensein, einen inneren Frieden, der ihr die nötige Sicherheit gibt, um sich den Herausforderungen in ihrem Leben stellen zu können. Dieser Vorgang ist gemeint, wenn ich davon spreche, dass Gefühle von uns beantwortet werden müssen.

Durch das aktive Zulassen der Gefühle gebe ich dem Organismus den nötigen Raum, dass die Selbstheilungsprozesse geschehen können. Dieser energetische Prozess gehört notwendig zur Traumaauflösung dazu. Die Energie des Gefühls wird nicht länger im Körper gespeichert, sondern kommt wieder ins Fließen und ermöglicht Wachstumsschritte.

11.3 Beachten der Empfindungen

Traumastrukturen führen wie beschrieben zu Abwehrhaltungen gegenüber Gefühlen. Dadurch werden Gefühle geblockt, unterdrückt und abgespalten. Sie sind natürlich immer noch da und auch wirksam, aber sie werden von der Wahrnehmung ausgeschlossen. Unser System informiert uns über diesen Umstand in Form von Empfindungen. Gefühle erfahren wir in erster Linie als energetische Dynamik. Empfindungen dagegen sind körpernahe Zustände, die sich zeigen als z. B. Erleben von Enge, Zusammengezogensein, Druck, Dumpfheit, Taubsein, Schwere.

Kommen wir zurück auf das Beispiel mit der Prüfungsangst. Wenn ich die Angst nicht wahrnehmen will, dann entsteht ein Zustand von Enge in mir. Die meisten glauben, dass die Enge die Angst sei. Das ist aber nicht der Fall. Angst, wenn sie frei und wach gefühlt wird, ist ein sehr klares dynamisches Erleben, das mich äußerst handlungsfähig und geistesgegenwärtig macht. Die Enge dagegen ist der Ausdruck der Wahrnehmungsenge in mir, dass ich die Angst weghaben will.

Empfindungen spiegeln sinnbildlich die eigene Haltung zu dem Gefühl wider. Werden die Gefühle abgespalten, dann sind die Empfindungen der Zugang, um wieder in Verbindung zu kommen. Das bewusste Wahrnehmen und Zulassen der Empfindungen ist dann der erste Schritt, um wieder zum freien Fühlen zurück zu kehren.

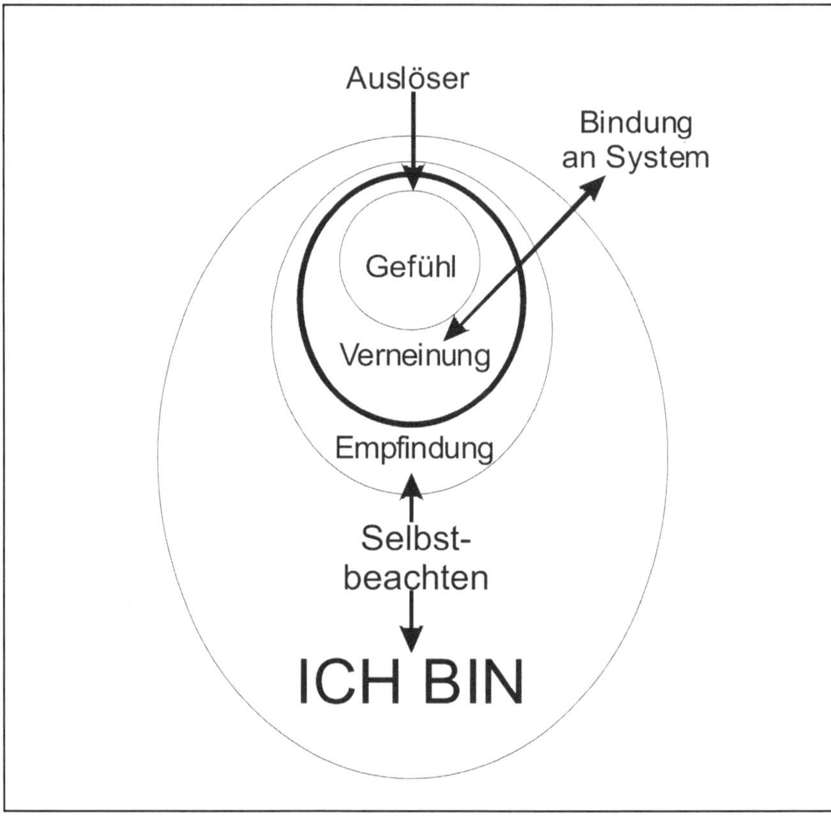

Abb. 21: Empfindungen als Abbild der inneren Haltung

Die therapeutische Strategie sieht folgendermaßen aus:

- Wir fragen nach dem Gefühl, das ausgelöst wird.
- Wenn eine Empfindung wahrgenommen wird, dann lassen wir die Empfindung sich ausbreiten und erspüren darin die Form der Verneinung, die sich darin ausdrückt.

- Dann fragen wir danach, in welcher Weise darin eine Bindung an die Vermeidungshaltung des Herkunftssystems sichtbar wird.
- Schließlich treffen wir eine bewusste Wahl, ob wir die Einstellung zum Gefühl verändern wollen.

Bei Übereinstimmung mit dem Gefühl ist im Übrigen ein Zustand von Offenheit und Weite spürbar – auch bei sog. „negativen" Gefühlen.

In dem Beispiel wird die Angst von der bevorstehenden Prüfung ausgelöst. Fühlbar ist eine starke Enge auf der Brust, verbunden mit Beklemmung auf der Atmung. Darin zeigt sich, dass ich mich vor der Angst verschließe, ich will sie weg haben, einsperren. In mir gibt es keinen Raum für die Angst. Die Bezugnahme zum Herkunftssystem lässt mich erkennen, dass es dort eine gemeinsame Vermeidungshaltung der Angst gegenüber gibt. Angst erscheint als Bedrohung und die Schutzstrategie besteht darin, die Angst vom Kontakt auszuschließen. Diese Zusammenhänge könnte man gegebenenfalls in einer Systemaufstellung noch vertiefen. Wenn ich mich aus der Bindung an das System löse, kann ich schließlich die Angst wieder frei fühlen.

Dieses Vorgehen ähnelt dem Focusing von Eugene Gendlin (1981) mit dem Unterschied, dass hier Empfindungen direkt als Ausdruck der Haltung gegenüber den Gefühlen angesprochen werden und der systemische Zusammenhang einbezogen wird.

11.4 Beachten der Ohnmacht

Ich scheitere also bin ich

Bei Traumatisierungen begegnen wir Ohnmacht auf drei Ebenen:

1. Ich erlebe mich ohnmächtig, weil ich eine Situation nicht bewältigen oder ein Problem nicht lösen kann (=Niederlage). Ich kann etwas, was nicht passieren soll, nicht abwenden oder etwas, was sein soll, nicht erreichen.
2. Ich bin ohnmächtig gegenüber den Gefühlen, die mit dieser Situation verbunden sind. Ich kann sie nicht loswerden, kann aber genauso wenig konstruktiv mit ihnen umgehen.
3. Ich bin ohnmächtig gegenüber den Mustern und Abwehrhaltungen in mir. Ich werde von diesen bestimmt und weiß nicht, wie ich Herr im eigenen Haus sein kann.

Ohnmacht zeigt auf, dass ich mit meinem Überlebensmuster gescheitert bin, dass es mir letztlich nicht hilft, erfolgreich und erfüllend zu leben. Ich laufe vor die Wand und bekomme den Impuls innezuhalten. Ich kann erkennen, dass meine verzweifelten Anstrengungen mich nicht weiter bringen.

Ohnmacht ist die herzliche Einladung des Lebens, aus dem Hamsterrad des Getriebenseins auszusteigen. Das Zulassen der Ohnmacht ist die Chance zu erkennen, dass das Weglaufen vor dem Scheitern die Situation nur verschlimmert und die Ohnmacht vertieft. Ich bin aufgerufen, etwas Neues zu suchen. Die Lösung und damit das Wiedergewinnen der eigenen Handlungsfähigkeit finde ich nicht auf der Ebene, auf der dass Problem ständig neu erzeugt wird, sondern nur auf einer neuen Ebene. Um das Entwicklungspotential in der Ohnmacht freizusetzen, muss der Knoten gelöst werden, der die Ohnmacht als totalen Untergang und völliges Versagen erscheinen lässt.

Es gilt also in der therapeutischen Entknotungsarbeit, das Segensreiche an der Ohnmacht immer tiefer zu begreifen. Hier wird noch einmal deutlich, dass Bejahen nicht positiv denken bedeutet, sondern vielmehr sich für das Positive zu öffnen, das es in der Ohnmacht erfahren gibt.

Im Umgang mit der Ohnmacht stecken wir deswegen fest, weil wir das Ohnmächtig-Sein mit dem Getriebensein durch das Muster verwechseln. Auf diese Unterscheidung muss daher unsere therapeutische Strategie ausgerichtet sein. Den Zugang zur Ohnmacht finden wir im Wesentlichen durch die Suche danach, wie sich die Ohnmacht denn wirklich anfühlt. Wir fragen so lange danach, bis wir uns der Irrtümer und Übertreibungen, wie schlimm sie doch sei, entledigt haben und schließlich bei uns angekommen sind.

Im Ohnmächtig-Sein erfahre ich, dass ich nicht weiterkomme. Mir wird gewahr, mit welchem Muster ich gerade nicht weiterkommen kann. Lasse ich die Ohnmacht zu, dann fällt alles, was mir nicht nützt, von mit ab. Und ich falle auf mich zurück, auf das, was ich wirklich bin: Reine Lebendigkeit, Bewusstheit, beseelt von einem Anliegen und dem Wert, damit erfolgreich zu sein. Von da aus habe ich einen klaren Blick für meine Lebenssituation und insbesondere dafür, wie ich meine Ohnmacht selbst hervorgerufen habe.

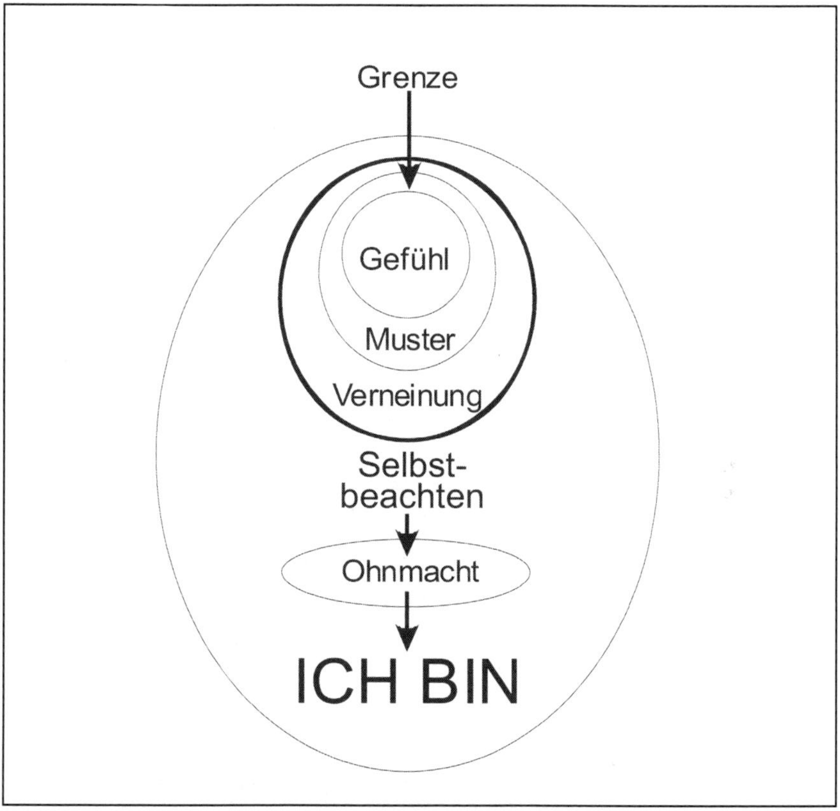

Abb. 22: Beachten der Ohnmacht

Der nächste Schritt besteht darin zu schauen, welches Anliegen das Muster verzweifelt in mir hochgehalten hat und wie ich nun selbst wieder die Zuständigkeit für dieses Anliegen übernehmen kann. Ich überlasse nicht länger dem Muster das Kommando, sondern übernehme selbst wieder die Verantwortung. Der Kapitän des Schiffes ist zurück an Bord. Er übernimmt wieder das Steuer und bestimmt den Kurs. Der Kapitän ist natürlich nichts anderes als die Instanz des bewussten Selbstbeachtens (Kapitel 13: Innere Autorität).

Ich fasse die therapeutischen Schritte zusammen:

- Wie fühlt sich die Ohnmacht an (frei von Übertreibungen!)?
- Welches Anliegen hat das Muster verteidigt?
- Wie kann ich wieder selbst das Anliegen in die Hand nehmen?

Im Beispiel mit der Prüfungsangst zeigt sich, dass ich mich ohnmächtig gegenüber der Herausforderung fühle. Ich weiß nicht, wie ich die Prüfung bestehen soll. Ich weiß auch nicht, wie ich die Ängste in mir bewältigen soll. Die Ohnmacht konfrontiert mich mit meinem Muster, verzweifelt bloß nichts falsch machen zu wollen. Der Versuch, mich nach allen Seiten absichern zu wollen, der Anspruch, perfekt sein zu wollen – all dies hat mich in die Sackgassen gebracht. Endlich gelingt es mir, inne zu halten. Die ganze Unruhe und Last des Getriebenseins fällt von mir ab. Ich falle auf mich zurück und erfahre endlich die innere Ruhe und Gesammeltheit, die ich gesucht habe. Eine Wohltat! Von da aus kann ich das Scheitern, aber auch das Verdienst des Musters klar erkennen. Das Muster hat die Aufgabe übernommen, die Angst zu beruhigen – da sich sonst keiner um die Angst gekümmert hat. Die verzweifelten Anstrengungen sollten an der Angst vorbei das Anliegen verteidigen, dass ich erfolgreich auf meinem Weg voranschreite. Diese Kompensierung ist das Verdienst des Musters. Da es aber nur defensiv agiert (unter Ausschluss der Angst), kann es mir nicht wirklich helfen. Es ist nur eine Notlösung im Umgang mit der Angst, solange ich vom Milieu der Verneinung geprägt bin. Wenn ich nun selbst wieder das Steuer in die Hand nehme, wird das Muster arbeitslos, vielleicht kann ich es bald schon in die wohlverdiente Rente entlassen. Dann steht mir die kraftvolle Dynamik, auf das erfolgreiche Voranschreiten ausgerichtet zu sein, für meinen eigenen Weg wieder zur Verfügung. Ohne dies musste die Hürde der Prüfung übermächtig erscheinen. Darüber hinaus erfahre ich nun die innere Sicherheit, dass selbst Rückschläge mich nicht wirklich aufhalten können. Auch wenn ich Umwege gehen muss, bleibe ich darauf ausgerichtet, was mir am Herzen liegt. Erst diese positive Ausrichtung ist eine wirkliche Antwort auf die Angst.

Bei all den genannten Schritten können wir auf Barrieren im Sinne von Widerstand stoßen. Deshalb wird im Folgenden ein Vorgehen (auf neudeutsch sagt man „Tool“) in der Arbeit mit dem Widerstand beschrieben, das wir flexibel an jedem Punkt, wo es nicht mehr weiter geht, einsetzen können.

12 Bejahende Arbeit mit dem Widerstand

Widerstand ist wie beschrieben die zweischneidigste Angelegenheit der Welt. Wird er abgedrängt aus dem Bewusstsein und agiert im Untergrund, dann kann er in höchstem Maße zerstörerisch nach innen und außen wirken. Da gibt es nichts zu beschönigen. Er kann sich in einer Radikalität und einem Fanatismus zeigen, dass einem nur angst und bange werden kann. *Gegen* ihn kommen wir nicht an. Keine Macht der Welt. Solche Versuche führen lediglich dazu, dass der Widerstand noch zerstörerischer wird.

Andererseits ist der Widerstand unsere größte Ressource, hier finden wir die Kraft, das Beste in uns zu verwirklichen. Die Befreiung aus der Entfremdung von uns selbst, der Zugang zu unserem Wesen und unserer Bestimmung geschieht nur über die Befreiung des Widerstands aus seiner Verbannung. So wie wir gelernt haben, mit solch gefährlichen Dingen wie mit Messern umzugehen, indem wir gepflegt mit ihnen speisen oder wunderbare Kunstwerke daraus schnitzen, so gilt es einen kreativen Umgang mit dem Widerstand zu erlernen. In den Kampfkünsten lernen wir, mit der Kraft, die auf uns zukommt, zu gehen. In der gleichen Weise können wir *mit* der Bewegung des Widerstands gehen.

Widerstand begegnet uns in allen möglichen Formen. Menschen mit Angstproblematik zeigen z.B. ihren Widerstand, indem sie sich konsequent weigern, mit ihrer Angst in Berührung zu kommen. Depressiv geprägte Menschen zeigen eine beharrliche Kraft dabei, darauf zu bestehen, dass sie nichts wert seien und die Welt lieblos und sinnlos sei. Menschen mit zwanghafter Struktur können unsere Geduld auf die Probe stellen, wenn sie sich weigern auf ihre Gefühle und Empfindungen einzugehen und sich stattdessen hinter der Erfüllung von Pflichten verstecken. Menschen mit konversionsneurotischer Problematik beeindrucken durch ihre Übertreibungen und verwirrenden Inszenierungen, die uns immer wieder auf Nebenschauplätze führen. Diese Liste ließe sich beliebig verlängern.

Mit diesen Widerständen schöpferisch umzugehen, ist sicherlich die größte Herausforderung im therapeutischen Geschehen. In Märchen und in Heldengeschichten wird beschrieben, dass das vermeintlich Böse erlöst werden muss und kann (siehe Paul Rebillot & Melissa Kay 2011). Im Folgenden sollen in diesem Sinne die Grundsätze einer bejahenden Arbeit mit dem Widerstand beschrieben werden.

Führen wir uns noch mal vor Augen, dass es für den Widerstand zwei wesentliche Gründe gibt:

1. Die Person weicht vor Herausforderungen in ihrem Leben aus, und sie will sich diese Vermeidung mittels ihrer Schutzmechanismen nicht nehmen lassen.
2. Die Person reagiert auf Probleme in der Kommunikation.

Widerstand erfolgt nach dem Prinzip der doppelten Abwehr. Die Abwehrstruktur wird gegen Übergriffe von anderen, die mir mein Ausweichen wegnehmen wollen, verteidigt. Wird er angegriffen, dann wird er umso stärker verschleiert und getarnt. Insofern gilt es auch danach zu schauen, welchen Angriffen der Widerstand ausgesetzt ist.

Die ersten beiden Schritte in der Begegnung mit dem Widerstand:

- Wo geht es nicht weiter? Wie zeigt sich der Widerstand?
- In welcher Weise lehne ich den Widerstand noch ab?

Die wachstumsfördernde Strategie ist darauf ausgerichtet, den Widerstand immer tiefer bejahend zu verstehen und dabei ausgrenzende Haltungen ihm gegenüber schrittweise zu überwinden. Nur auf diese Weise kann die Tabuisierung aufgehoben werden. Die Herausforderung für Helfer liegt darin, dass sich der Widerstand unüberwindbar gerade gegen das Beste, was sie doch anzubieten haben, richtet. Denn der Widerstand blockiert die hilfreich gemeinten Kontaktangebote. Gemein oder? Die Herausforderung für Betroffene liegt darin, dass der Widerstand sich ausgerechnet am stärksten gegen das richtet, was die Person auf der bewussten Ebene unbedingt erreichen will. Ist erst recht gemein. Scheinbar können wir den Widerstand am allerwenigsten gebrauchen. Mit diesem paradoxen Geschehen gilt es kreativ umzugehen. Dabei kann vielleicht folgende Betrachtungsweise helfen. Menschen, die ihre blockierenden Seiten selbst nicht richtig wahrnehmen, geschweige denn fassen können, sind darauf angewiesen, diese Seiten in ihrem (unbewussten) Handeln zu zeigen. Diese Angebote gilt es anzunehmen.

Ich komme zurück auf das Beispiel mit der Prüfungsangst. Ich stelle fest, dass ich bei der Vorbereitung auf die Prüfung schlampe. Ich tue alles Mögliche, bloß nicht lernen. Ich verschwitze die Therapiestunde, in der doch meine Prüfungsangst bearbeitet werden sollte. Heimlich verweigere ich die Auseinandersetzung mit der Prüfung, andererseits wächst in mir der Druck, dass ich endlich mal was tun müsste. Er wächst so lange, bis ich einsehe, dass es in mir eine Verweigerung gibt, die stärker ist als ich. Ich sehe langsam ein, dass ich durch Anstrengung nur in eine immer größere Zerreißprobe komme.

Wenn man sich schließlich die Zähne am Granit des Widerstands ausgebissen hat, kann man zum nächsten Schritt kommen. Wenn der Widerstand gnadenlos alles abtropfen lässt, dann stellt sich die Frage, was will er denn eigentlich, wenn er sich so quer stellt? Wir können begreifen, dass der Widerstand ein Protest ist gegen ein Umfeld, das übermächtig erscheint. Das finden wir auch auf der gesellschaftlichen Ebene so. Menschen gehen in den subversiven Untergrund, wenn sie glauben, dass die Übermacht der Verhältnisse ihnen keinen Raum lässt. Wir fragen nach dem Protest, nach dem Nein im Widerstand:

- Wogegen genau richtet sich der (heimliche) Widerstand?

Wir ermuntern den Protest, der glaubte, sich verstecken zu müssen, sich deutlich zum Ausdruck zu bringen. Wir suchen danach, welche guten Gründe es für den Widerstand gibt.

In dem Beispielfall stoßen wir bei dieser Suche darauf, dass ich mich insgeheim dauernd dagegen wehre, dass mir Druck gemacht wird. Ich sehe mein Umfeld als eine Übermacht, die mir dauernd vorschreiben will, was ich tun und lassen soll. So weiß ich am Ende gar nicht mehr, für wen ich die Prüfung eigentlich mache. Kein Wunder, dass die Lernmotivation lahmt. Und doch ist eines erstaunlich: Es kommt eine gewisse Freude auf darüber, dass ich mich der Übermacht widersetze.

In diesem Stadium des Prozesses müssen wir eine weitere Ebene des Widerstands beachten. Es gibt nur eine erfolgreiche Arbeit mit dem Widerstand, wenn wir den energetischen Aspekt einbeziehen. Widerstand äußert sich als Spannung, die im Körper spürbar ist. Diese müssen wir abholen, dass die darin festgehaltene Energie wieder ins

Fließen kommen kann. Dieses Vorgehen hat zudem den Vorteil, dass körperliche Beschwerden, die durch die chronische Spannung hervorgerufen werden, aufgelöst werden können. Die Selbstheilungskräfte des Körpers können wieder freigesetzt werden:

- Wie zeigt sich der Widerstand als Spannung im Körper?

In einem Prozess der Achtsamkeitsförderung lassen wir die Spannungszustände in ihrer Qualität genau erforschen und die darin gespeicherte Energie sinnlich erfahren. Wir achten darauf, diese Energie zu genießen und sie immer weiter sich ausbreiten zu lassen. Das kann sehr erhebend sein, wenn die bislang blockierte Energie in ihrer ganzen Intensität und Dynamik wieder fühlbar ist.

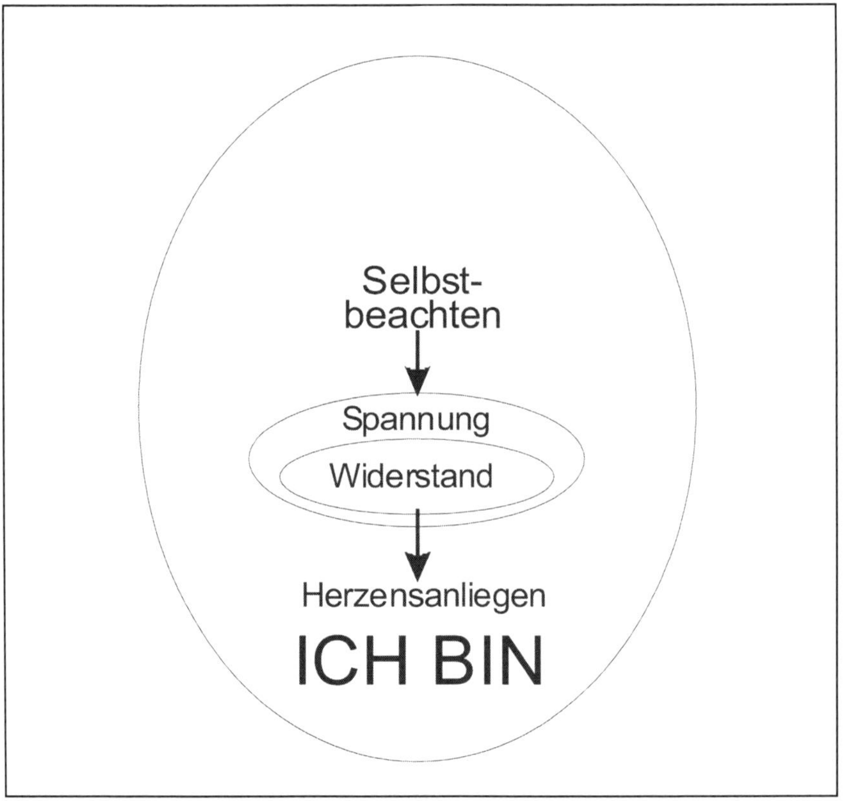

Abb. 23: Bejahen des Widerstands

Wenn die Person sich in dieser lebendigen Stärke erfährt, dann können wir im nächsten Schritt danach fragen, wofür sich diese Energie in mir stark macht. Das ist ein entscheidender Schritt, der dafür sorgt, dass der Widerstand nicht im Dagegen stecken bleibt, sondern in seinem ganzen Potential erblüht.

- Worauf besteht diese Widerstandskraft in mir?
- Welches Herzensanliegen ist in dem Widerstand verborgen?

Dieser Bejahensschritt ist ein regelrechter Türöffner. Der sperrige Widerstand, der scheinbar alles vermasselt und den scheinbar keiner brauchen kann, erweist sich nicht nur als höchst lebendig, sondern auch noch als zutiefst sinnvoll. Das Wiederfinden der eigenen Werte, des eigenen Anspruchs an das Anliegen ist begleitet von Erleichterung und Freude. Also fragen wir, damit sich das Potential entfalten kann:

- Mit welchen Gefühlen ist es verbunden, wenn ich dem Herzensanliegen in mir Raum gebe?

In dem Beispiel mit der Prüfungsangst fange ich an, die Spannung im Körper zu fühlen. Ich bemerke, wie sich alles in mir gegen die Prüfung sträubt. Da ist eine ganz starke, eiserne Spannung, die nichts an sich heranlässt. So als ob alle Stacheln innerlich aufgestellt wären. Ich fange an, die Kraft des Verweigerns in ihrer ganzen Stärke zu genießen. Diese Stärke bin ja ich. Bei den stockenden Vorbereitungen auf die Prüfung hatte ich gedacht, dass mit mir gar nichts mehr los ist. Worauf besteht denn diese vitale Kraft in mir? Ach so, jetzt wird mir klar, dass ich mich von allen Erwartungen radikal abgrenzen will, damit ich endlich herausfinde, worum es mir bei dem Ganzen geht. Ich habe bisher danach gehandelt, die Ausbildung deswegen zu machen, um zu gefallen, um keinen zu enttäuschen. Aber das Sträuben in mir besteht darauf, dass ich die Prüfung für mich mache. Was ist *mir* eigentlich so wichtig an der Ausbildung, die ich mache? Da ist so eine Ahnung in mir, dass es darum geht, das eigene Ding zu machen. Und es wäre schön, Andere dabei zu unterstützen, auch ihr eigenes Ding zu finden und zu leben. Dann habe ich ja nur deswegen so radikal verweigert, weil ich mein eigenes Leben führen will?! So eine befreiende Entdeckung.

Wenn wir im Bejahensprozess so weit gekommen sind, dann ist es Zeit für den Clou. Solange wir im Dagegen des Widerstands feststecken, sind wir wie eine Festung, wo nichts rein und nichts rauskommt. Radikale Blockade. Wie wir gesehen haben, muss das unter bestimmten Umständen wohl so sein. Der Nachteil ist: Wir können die eigenen Handlungsmöglichkeiten nicht sehen. Und was noch schöner ist: Wir können gar nicht sehen, in welcher Weise wir eigentlich mit unserem Anliegen schon erfolgreich sind! Ist das nicht eine hübsche Pointe? Es wird also Zeit, die eigene Blindheit in dieser Hinsicht zu überwinden. Der nächste Schritt wird so eingeläutet:

- In welcher Weise bin ich mit meinem Herzensanliegen schon erfolgreich – ohne dass ich es bisher richtig bemerkt habe?

Diese Betrachtungsweise führt perspektivisch dazu, dass es zu einer Umkehrung der bisherigen negativen Selbst- und Weltsicht kommen kann. Solange der Widerstand im Untergrund agiert, wirkt er destruktiv. Wenn er in seinem verborgenen Potential aufgeht, kommt es zu einer gewaltfreien Revolution.

Bei unserem Beispiel ist schon ganz in Vergessenheit geraten, dass ich irgendwann mal glaubte, Prüfungsangst zu haben. Wenn ich ganz neu und unvoreingenommen schaue, dann entdecke ich etwas Bahnbrechendes: Ich habe bisher doch tatsächlich geglaubt, dass es in meinem Leben nur um die Erwartungen der Anderen geht. Nur das habe ich gesehen. Das war meine negative Sicht der Dinge, die mir keine wirkliche Chance gelassen hat. Diese Einstellung habe ich auf die Welt projiziert. Dann habe ich so getan, als ob ich alles nach den Erwartungen der Anderen tun würde. Tatsächlich ist es aber so, dass ich heimlich sowieso schon immer mein Ding gemacht habe. Und übers Ganze gesehen bin ich damit sogar gut durchgekommen. Ja wenn das so ist, dann kann ich auch mutiger werden und ab heute offen mein Ding machen. Und wenn es Gegenwind gibt, dann muss ich wohl lernen, mich zu vertreten. So oder so mache ich ja ohnehin mein Ding. Und wenn ich die Negativbrille abnehme, erkenne ich, dass es für mich viel größere Spielräume gibt, als ich je gedacht habe.

So ähnlich ist es wohl mit dem Fall der innerdeutschen Mauer gewesen. Als die Menschen auf einmal die eigenen Möglichkeiten gesehen haben, statt sich darauf zu fixieren, dass sie keine Chance haben, hatte die Mauer keine Macht mehr und ist zerbröselt. Die Übermacht ist verschwunden.

Ich fasse zusammen: Das Bejahen des Widerstands öffnet den Raum für Entwicklung. Es entfaltet die Wachstumskraft, die in den bisher unterdrückten Gefühlen schlummert und ermöglicht damit, den Herausforderungen des Lebens gewachsen zu sein.

Dissoziative Zustände

Auf eine Komplikation in der Arbeit mit dem Widerstand möchte ich noch hinweisen. Je tiefer und zerstörerischer Widerstände sind, umso mehr gehen sie mit dissoziativen Zuständen einher. Das sind letztlich Phänomene, die durch Spaltungsprozesse im Sinne eines Selbstschutzes hervorgerufen werden. Sie zeigen sich z.B. in Dumpfheitserleben, Neben-sich-stehen, Entfremdungserleben, bis hin zu Sinnes- oder Bewegungs-Einschränkungen. Sie kommen in leichteren Formen häufiger vor, als man zunächst glauben mag. Diese Zustände sind unmittelbare Folgen von verborgenem Widerstand, der die Person lahm legt. In diesem Fall ist bei der Bejahensarbeit noch eine zusätzliche Schleife einzubauen.

Dissoziative Zustände sind im Grunde Bewegungen der Selbstheilung, die auf halbem Weg stecken geblieben sind. Wenn eine Person mit einer traumatischen Situation konfrontiert ist, d.h. wenn sie auf eine Situation trifft, die für sie subjektiv keine sinnvolle Handlung mehr zulässt, weil nun ihre Muster wirkungslos sind, dann bleibt als letzter Weg der Rückzug auf sich selbst. Das ist eine äußerst sinnvolle und heilsame Bewegung. Denn wenn ich mit meinen bisherigen Mitteln nichts mehr ausrichten kann, dann ist es das Beste, auf das zurück zu gehen, was mir bleibt: das eigene Sein. Ich kann alles verloren haben, aber das bleibt. Das ist die Ressource, auf die ich immer zurückgreifen kann. Es ist alles, was bleibt und es ist mehr als genug, weil es das ist, was mich in meiner Mitte ausmacht. Der Rückzug nach innen, um mich wieder ganz auf mich zu besinnen, ist wie ein Neustart. Die kompensatorischen Mittel haben sich als unbrauchbar erwiesen und können von mir abfallen. Die Form, in der ich bisher versucht habe, meine Anliegen in der Welt zu behaupten, brauche ich nicht mehr. Ich sinke zurück auf das, was ich wirklich bin und wirklich will. Es ist wie das Häuten einer Schlange, die von innen eine neue Haut bildet, eine Art Neugeburt. Phönix aus der Asche.

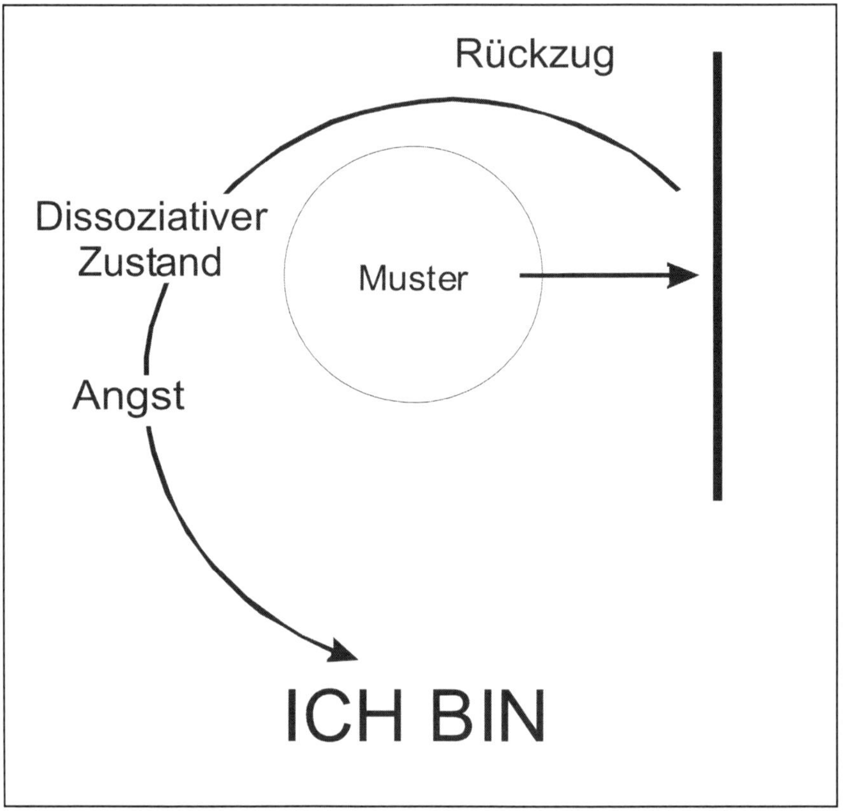

Abb. 24: Rückzug nach innen

Dieser heilsame Rückzug nach innen wird uns häufig aufgrund der Bindung an unser System verwehrt. Die Rückzugsbewegung, die unsere Seele einleitet, ist daher mit starken Ängsten besetzt. Wir glauben, dass wir verloren gehen, wenn wir uns dieser Bewegung überlassen, weil wir dann den Bezug zu den Anderen und damit den Halt verlieren würden. Deshalb bleiben wir mit dem Rückzug auf halbem Weg stecken, was sich dann in den dissoziativen Zuständen zeigt. Aus diesem Feststecken kommen Menschen in der Regel nicht alleine heraus. Hier ist Hilfe von außen nötig, die dazu ermutigt, sich diesen Rückzug nach innen zu erlauben und vollständig zu vollziehen. Dazu ist es hilfreich zu erklären, dass der Rückzug eine sinnvolle Bewegung ist, wenn ich mit meinen Mitteln nichts mehr ausrichten kann. Er bedeutet keine Isolation gegenüber der Welt, sondern nur ein innere Bewegung, die mich in Kontakt mit mir bringt. Dadurch wird erst ein selbstbestimmter Kontakt zur Welt wieder möglich. Da ich im Äußeren keine Sicherheit mehr finde, sinke ich auf mich zurück. In diesem Zurücksinken kann ich Halt finden in meinem Sein, mich neu besinnen, was ich bin und was ich jetzt will, um meine Anliegen zu verwirklichen. Der Rückzug nach innen ist der Weg, auf heilsame Weise umzukehren: Ich komme von der Bindung an fremde Aufträge dahin, den sicheren Bezugspunkt wieder in mir zu finden.

Ich beschreibe die Prinzipien des Vorgehens. Wir ermutigen dazu, den dissoziativen Zustand, der zunächst bedrohlich und unverständlich erscheint, bewusst wahrzunehmen und da sein zu lassen. Dann lassen wir erspüren, welche (Widerstands-)Kraft diesen scheinbar so blutleeren Zustand erzeugt. Wir richten die Aufmerksamkeit auf die angedeutete Rückzugsbewegung nach innen. In diesem Prozess kann deutlich werden, dass es gute Gründe dafür gab, den Rückzug tunlichst zu verbergen. Den Rückzugsprozess können wir nun fördern und vollständig vollziehen, indem wir das, was uns an Gefühlen, Empfindungen und Zuständen begegnet, da sein lassen und als Stationen nehmen, um immer tiefer bis zu dem Wesensgrund in unserer Mitte zu gelangen. Wir unterstützen den Bejahensprozess durch folgende Fragen:

- Welcher Widerstand in mir bringt heimlich diesen Zustand hervor?
- Was hat mich bisher gehindert, den Rückzug nach innen vollständig zu vollziehen?
- Was erfahre ich, wenn ich mich nun ganz auf mich zurücksinken lasse?

Ist der Widerstand wieder sinnlich zugänglich und die Gründe für die Tabuisierung verstanden worden, dann können wir mit der Bejahensarbeit wie oben beschrieben fortfahren.

Ein Fallbeispiel mag das Vorgehen abschließend veranschaulichen. Simone, eigentliche eine taffe Frau, leidet unter Zuständen, in denen sie völlig den Kontakt zu sich verliert. Das verunsichert sie sehr. Sie steht dann wie neben sich und hat keine Orientierung mehr. Wir suchen den Zustand auf und halten ihn zunächst einmal nur aus. Schrittweise ermutige ich sie, den Zustand da sein zu lassen und sich ausbreiten zu lassen – dabei aber wach in ihrem Wahrnehmen zu bleiben. So ist gewährleistet, dass sie sich nicht in dem Zustand verliert. Wir machen uns auf die Suche nach der Kraft in ihr, die diesen Zustand hervorbringt. Nur äußerst zaghaft nähert sie sich der Energie an, die nach Kontaktverweigerung und Rückzug riecht. Ein Traumaknoten wird deutlich: „Wenn ich mich abwende, bin ich schlecht!“ Was für eine gemeine Falle. In ihrer kindlichen Situation hatte sie es mit einem Umfeld zu tun, dass von ihr ständig Zugewandtheit forderte. Sie war der Hoffnungsträger für das Bedürfnis der Menschen in ihrem Umfeld, endlich einmal Beachtung zu finden. So entstand in ihr die Befürchtung, dass etwas Schlimmes passieren könnte, wenn sie nicht dauernd zugewandt ist. In dem heimlichen Rückzug bewahrte sie sich aber das unverzichtbare Eigen-Sein. Jetzt kann ihr bewusst werden, wie stark diese innere Kraft ist, die bisher ein Schattendasein führen musste. Sie erfährt, wie wohltuend es ist, sich den Rückzug ganz zu erlauben. Sie spürt innere Ruhe und Getragensein. Nun erkennt sie als ihre Lebensaufgabe, dafür zu sorgen, dass sie sich auf eine bewusste Weise abgrenzt. Am Ende dieses Prozesses gesteht sie: „Ich hatte die ganze Zeit die Befürchtung, dass du mich fallen lässt, weil ich mich so verschließe!“ So wurde verständlich, warum ihre unerwünschten Abgrenzungsimpulse als Widerstand in den Untergrund gegangen sind.

Umgang mit Widerstand ist ein Kunsthandwerk. Es erfordert viel Erfahrung, Humor, Geduld, Herzenswärme und auch die Bereitschaft sich zu hinterfragen. Manchmal ist auch Entschlossenheit und Direktheit nötig. Es ist ohne Frage eine immer neue Herausforderung. Aber es lohnt sich, sich dieser Aufgabe zu stellen, um den Wert der Schattenseiten ans Licht zu bringen. Der Lohn ist ein Zuwachs an Menschlichkeit, die Entfaltung von Potentialen und Lebensenergie sowie erfolgreiche Verwirklichung der eigenen Werte und Ziele und damit eine tiefe innere Zufriedenheit. Das konsequente Bejahen des Widerstands lässt die Menschen in ihrer ganzen individuellen Pracht erblühen.

13 Innere Autorität

Ich bin und ich werde

Ich habe den Eindruck, dass unsere Gesellschaft in hohem Maß von Angstgedanken bestimmt ist. Das Handeln ist häufig getrieben von der Angst, nicht gut genug zu sein, Fehler zu machen, sich zu blamieren. Diese negative Selbstsicht ist zugleich eine negative Weltsicht, denn ich sehe die Welt insofern als schlecht, dass sie mich nicht gut dastehen lässt. Das führt zu defensivem Verhalten mit der Folge, dass wir nicht das tun, was wir wirklich wollen, sondern das tun, womit wir glauben, uns absichern zu können. Dadurch verlieren wir den Kontakt zu uns selbst und zu unseren Werten. Das ist aus meiner Sicht der Grund, warum das Thema Burnout so in den Vordergrund gerückt ist. Sich zu engagieren für eine Sache, die mich begeistert, bringt neue Energien. Getrieben zu sein im Hamsterrad im Zustand der Entfremdung von meinen Werten, brennt aus. Dieses Angstsystem führt weg von uns selbst und macht uns zu beherrschbaren Wesen, die durch Androhung von Statusverlust leicht zu manipulieren sind.

Solange wir also auf der Flucht sind vor möglichen Niederlagen, sind wir nicht wirklich Kapitän auf dem eigenen Lebensschiff. Um unsere eigene Entwicklung in die Hand nehmen zu können, ist es daher aus meiner Sicht notwendig diese Instanz, die ich Innere Autorität nenne, zu stärken.

Wie ist diese Instanz zu verstehen?

Das Wirken der Inneren Autorität zeigt sich im bewussten Selbstbeachten. Das 4-Felder-Schema, das ich in Kapitel 2 vorgestellt habe, kann ein Instrument sein, um aus einem Überblick heraus das Geschehen und die Zusammenhänge zu begreifen. Beginnt diese Instanz zunächst als Reaktion auf Krisen langsam zu wachsen, so können wir die Selbstentwicklung erheblich fördern, wenn wir nicht nur nach dem Feuerwehrprinzip warten, bis es brennt (oder wir gar ausgebrannt sind), sondern aktiv ins Geschehen eingreifen.

Das bedeutet zunächst, sich konkrete Ziele zu setzen, was ich in meinem Leben verändern möchte. Sich verbindlich auf persönliche Ziele fest zu legen, ist ein hervorragendes Mittel, um den Widerstand hervor zu locken. Das liegt daran, dass nach dem Prinzip der Polarität bei einer Bewegung sogleich die Gegenkraft ins Spiel kommt. Das lässt sich am Beispiel der Schwerkraft veranschaulichen. Solange ein schwerer Gegenstand unbewegt auf dem Boden liegt, merken wir die Schwerkraft nicht. Wenn wir ihn aber hochheben wollen, dann ist sie sofort als Gegenkraft spürbar. Solange wir defensiv ausgerichtet sind, merken wir den Widerstand in uns nicht bewusst. Je schwerwiegender aber das Projekt ist, das wir durch unsere Ziele in Bewegung bringen wollen, umso mehr werden wir uns der hindernden Kräfte in uns gewahr.

Üblicherweise kehren wir dann schnell wieder in den defensiven Modus zurück und lassen die Ziele wieder fallen. „Das ist mir zu schwer". Hier kommt die Innere Autorität ins Spiel. Wenn es uns zu schwer erscheint, Angst vor dem Scheitern aufkommt oder Enttäuschungen im Prozess der Zielumsetzung eingetreten sind, dann können wir am Ball bleiben und unser Bewusstseinsniveau erhöhen. Dies geschieht

- einerseits durch bewusstes Wahrnehmen der Angst und die Bereitschaft, sie zu beantworten und
- andererseits durch konsequentes Beachten und Bejahen des Widerstands, der als Gegenspieler zu unseren Zielen in Erscheinung tritt.

	Erfolg	*Widerstand*
Bejahe mich	1 Setze mir Ziele	4 Erschließe das Potential im Widerstand
Verneine mich	3	2 Stoße auf innere Barriere

Abb. 25: Bewusstseinsniveau erhöhen

Statt darauf zu warten, bis ich im Spielfeld 3 lande (Krise), kann ich mich direkt ins Spielfeld 4 begeben (Abbildung 25). Das ist die Hauptaufgabe der Inneren Autorität, immer wieder dorthin zurück zu kehren. Wie im vorigen Kapitel beschrieben, halten uns einengende Bindungen in einer Außenorientierung. Dadurch haben wir den Bezugspunkt in fremden Aufträgen, die wir irgendwann einmal übernommen haben. Das hat zur Folge, dass unsere Selbstachtung davon abhängt, ob wir in diesem Sinne alles „richtig" machen, also im äußeren Sinn Erfolg haben. Genau deswegen kommen wir jedoch in Leidenszustände. Deshalb ist für unser Wachstum diese Umkehr so notwendig, den Widerstand ernst zu nehmen und den Bezugspunkt wieder innen aufzusuchen.

Der Gewinn dieser mutigen Bewegung ist, dass ich mich dadurch ein Stück weit vom Ausgeliefertsein an das Angstsystem lösen kann und mit mir selbst besser in Kontakt komme. Das Verneinen von Niederlagen oder von Widerständen führt zum Verschließen, zum Blockieren des bewussten Fühlens. Das Bejahen des Widerstands bringt uns zurück zum bewussten Wahrnehmen. Wir können erkunden, was uns genau daran hindert, unsere Lebensziele wirklich umzusetzen.

Dadurch kommen wir im zweiten Schritt wieder in Verbindung zu dem, was man Innere Stimme nennen könnte. Diese hat eine eigene Sprache. Sie macht sich in erster Linie durch Gefühle und Empfindungen bemerkbar, aber auch durch innere Bilder, innere Worte, Intuitionen oder auch durch Träume. Durch diese Verbindung, die wir als Innere Autorität bewusst fördern können, haben wir z.B. ein klares Empfinden dafür, dass es uns überhaupt nicht gut tut, wenn wir uns vom Verneinen, also letztlich fremden Bewertungen, bestimmen lassen. Umgekehrt erfahren wir auf diesem Weg mehr Wohlbefinden, wenn wir auf die innere Rückmeldung zum Bejahen achten.

Wir können also auf einen Entwicklungsweg kommen, der uns für diese Innere Stimme sensibilisiert und uns bei unseren Schritten und Entscheidungen von diesem inneren Kompass leiten lassen. Es ist im Grunde wie beim Topfschlagen. Entfernen wir uns vom Schatz, nämlich den eigenen Werten und dem eigenen Potential, dann sagt die Innere Stimme „kalt". Bewegen wir uns dagegen auf die Verwirklichung unserer Individualität hin, dann sagt sie „wärmer", „warm", „ganz warm" usw.

Abbildung 26 zeigt, dass durch diesen Prozess das Feld 1 eine völlig neue Bedeutung erhält. Wenn ich vom Angstsystem geleitet mich für äußeren Erfolg verausgabe, um gut dastehen zu können, dann bleibe ich auf dem Niveau des Kompensierens. Damit kann man viel erreichen, manchmal sogar Millionär werden. Aber wirklich glücklich und erfüllt werde ich auf dieser Ebene nicht werden können. Erst wenn wir uns nicht mehr mit dem Hamsterrad der Kompensierung zufrieden geben, kommen wir auf einen neuen Kurs.

	Erfolg	*Widerstand*
Bejahe mich, Im Kontakt mit Innerer Stimme	1/**5** ← *Kreiere* Werte (statt Kompensierung)	4 Kongruenz Erschließe das Potential im Widerstand ↑
Verneine mich	3 Krise der Vermeidung	2 Knoten

Abb. 26: Bejahen der Niederlage

Indem wir immer bewusster die Position der Inneren Autorität einnehmen, die den Bezugpunkt wieder zurück auf das eigene Sein und die eigenen Maßstäbe legt, erwächst dabei auch die zentrale Aufgabe, darauf zu achten, wann wir in diesem Entwicklungsprozess Unterstützung von außen brauchen. Mit diesem Buch möchte ich Anregungen geben, wie Sie Ihren eigenen Wachstumsprozess mehr verstehen und in die eigenen Hände nehmen können. Dazu gehört allerdings auch zu erkennen, wo Sie in diesem Prozess auf Grenzen stoßen, die (professionelle) Hilfe von außen erforderlich machen. Das Achten auf die Innere Stimme kann dabei Orientierung geben.

Das bewusste Beachten und Bejahen des Widerstands bei der Ausrichtung auf unsere Lebensziele eröffnet unsere Ressourcen: die Innere Stimme, die eigenen Werte und die eigenen verborgenen Potentiale. Dies erst ermöglicht selbstbestimmtes Handeln. Durch den Kontakt mit meiner Individualität und meiner Mission spüre ich wieder, was mir wirklich wichtig ist, wofür ich brenne und mich begeistern kann. Aus dieser Quelle heraus ringe ich nicht mehr verzweifelt darum, irgendwann gut genug zu sein, sondern vielmehr handele ich aus Freude an meinem Tun. Dadurch kreiere ich etwas Wertvolles und leiste meinen Beitrag zur Gemeinschaft. Sei es, dass ich als Bäcker Anderen das Leben versüße, als Eltern den Kindern ein sicheres Nest und Orientierung fürs Leben gebe, als Unternehmer sinnvolle Produkte herstelle oder als Reinigungskraft für eine behagliche Umgebung sorge usw.

Der Clown

Ein großes Vorbild für den entspannten Umgang mit Scheitern sind die Clowns. Sie sind wahrlich Akrobaten auf dem Hochseil der Niederlagen und Meister im Umgang mit dem „Negativen" und „Bösen". Wenn wir darüber lachen, dass sie boshaft sind und dabei über ihre eigenen Füße fallen, dann erkennen wir uns selbst darin wieder. Aber Clowns sind nicht nur Meister im Hinfallen, sie sind auch Künstler darin, Niederlagen in kreativer Weise als Stoff für den nächsten Spaß zu nutzen. Sie vermitteln uns auf diese Weise das tiefe Wissen, dass Niederlagen – auch wenn sie natürlich wehtun können – uns in unserem inneren Wesen nicht wirklich etwas anhaben können, sondern nur voran bringen.

Das Motto lautet also:

- Über die eigenen Beine stolpern,
- sich wundern und die Kraft aufzustehen erfahren,
- sich aufrichten und atmen (ich bin der Bezugspunkt),
- ein neues Spiel daraus entwickeln.

Komisches Gebet

Herr.
Es ist so, ich will kein Heiliger mehr sein.
Herr, ich sage es gleich, ich will auch kein Engel mehr sein.
Herr, ich habe die Nase voll davon,
zu sein
der ich nicht bin.

Gerade heraus, Herr, ich will tun und lassen, was ich will.
Mir scheint also ohne das Böse
komme ich länger
nicht aus.

Denn im Guten habe ich
in mir
Lüge, Schmerz, Traurigkeit,
Einsamkeit, Feig… ich will Dich nicht langweilen Herr,
ZornNeidSchwäche,
Verwirrung, Impotenz
und die Langeweile gefunden.
Kurz, im Guten fand ich das Böse.

Versuche nur immer gut und brav zu sein!
Und du erhältst die Hölle auf Erden.
Das ist die karge Essenz
der Erkenntnisse aus meiner fadenscheinigen Existenz.

Und es erscheint mir gerecht.
Denn was, frage ich mich, wolltest Du, Herr, auch mit Engeln, die heucheln müssen.
Mit falschen Heiligen? Mit scheinheiligen Pappkameraden?
Gut sein zu wollen, Herr, erscheint mir mit einem Mal suspekt.
Im dichten Nebel liegen mir die Pfade zu dir, Herr.
Sie liegen mir im tiefen Dunkel.

Also muss ich dorthin.

Herr, bei dieser Gelegenheit!
Alle Aufträge -
ich lege sie ab.
Ich gebe sie unerledigt zurück
an jene, die sie mir gegeben haben,
zurück dorthin, wo sie her gekommen sind.
Aus dem Jenseits mitgebrachte
ebenso wie jene, die mir auferlegt wurden auf Erden.
Vor allem aber jene, die ich mir etwa selbst auferlegt habe:
die Welt zu reparieren
ein Besserer zu sein
irgendjemanden zu beschützen, zu belehren, zu bekehren,
oder jemandem etwas Abnehmen zu wollen von dem Teil, der Seins ist.
Seien es Mutter oder Vater, Schwester oder Bruder,
Tante oder Onkel,
Frau oder Mann, oder sonst ein Mensch
irgendwo dazwischen.
Kurz, ich lege solcherlei Aufträge, offene und noch verborgene
allesamt ab.
Ich war allemal unmündig, als ich sie auf mich nahm.

Amen.

Allen Anstrengungen, Bemühungen und Verstellungskünsten
das Unheimliche in mir
vor mir und der Welt zu verstecken,
zu vermeiden, zu verjagen, zu verleugnen sage ich ab.
Herr, erhöre mich, denn sonst werde ich nie ganz.
Und bleibe ewig nur ein Schatten, der vorspielt Licht zu sein.

Selbst der Spatz, der eben hier um meine Füße hüpft,
macht sich keinen Kopf darum,

als ein besserer Spatz zu erscheinen als der er ist.
Was wollte die Welt auch mit heuchelnden Spatzen?
Und bin ich etwa kein Spatz?

Ich springe also Herr, aus dem Himmel,
der die Hölle für mich ist.
Ich fliehe
aus dem Paradies,
das ein Gefängnis für mich ist.

Ich werfe mich hinunter auf die Erde.
Es geht auf meine Rechnung.

Behüte mich.
Lass nicht zu, dass Dämonen
noch Engel
mich fernhalten von mir selbst,
auch nicht irgendwie hintenherum
wie es leicht geschieht
wie ich weiß.

Schick sie, damit sie mir helfen, mich
zu finden
und zu leben.

Amen!

Achim Weimer, 2015

Herzlichen Dank an Achim (den wunderbaren Clown), dass er mir sein Gedicht zur Verfügung gestellt hat.

Literatur

Bays, B. (2003). The Journey. München: Heyne.

Brecht, B. (1964). Der gute Mensch von Sezuan. Berlin: Suhrkamp.

Chopich, E. & Paul, M. (1999). Aussöhnung mit dem inneren Kind. Berlin: Ullstein.

Danner, D. (2005). Wenn das klientenzentrierte Beziehungsangebot am Ende ist: Die Helfer-Klient-Kollusion als Ressource. In: Person 2 (2005).

Ende, M. (1979). Die unendliche Geschichte. Stuttgart/Wien: Thienemann.

Fiedler, P. (2001). Dissoziative Störungen und Konversion. Weinheim: Beltz.

Fischer, G., Riedesser, P. (1999). Lehrbuch der Psychotraumatologie. München: Reinhard.

Gendlin, E. (1981). Focusing. Salzburg: Otto Müller Verlag.

Hartmann, J., Sichart-Hartmann, R. & Danner, D. (Hg) (2011). Selbstbejahung als Weg aus dem Trauma. Kröning: Asanger.

Hartmann, J. (2011). Methode zur Effektivierung von Psychotherapie. In: Hartmann, J., Sichart-Hartmann, R., & Danner, D. (Hg.). Selbstbejahung als Weg aus dem Trauma. Kröning: Asanger.

Huber, M. (2003). Trauma und die Folgen. Trauma und Traumabehandlung Teil 1. Paderborn: Junfermann.

Mahler, M., Pine, F., & Bergmann, A. (1993). Die psychische Geburt des Menschen. Symbiose und Individuation. Frankfurt: Fischer.

Ortheil, H..-J. (2009). Die Erfindung des Lebens. München: Luchterhand.

Petry, S. (1996). Erlebnisgedächtnis und Posttraumatische Störungen: Begleitetes Wiedererleben als Therapie. München: Pfeiffer.

Posner, A. (2013). Die smarte Art sich durchzusetzen. München: Kösel

Reddemann, L. (2001). Imagination als heilsame Kraft. Zur Behandlung von Traumafolgen mit ressourcenorientierten Verfahren. Stuttgart: Pfeiffer.

Rogers, C. R. (1987). Eine Theorie der Psychotherapie, der Persönlichkeit und der zwischenmenschlichen Beziehungen. Köln: GwG.

Ruppert, F. (2005). Trauma, Bindung und Familienstellen. Stuttgart: Klett-Cotta.

Ruppert, F. (2010). Symbiose und Autonomie: Symbiosetrauma und Liebe jenseits von Verstrickungen. Stuttgart: Klett-Cotta.

Sachsse, U. (Hg.) (2004). Traumazentrierte Psychotherapie. Stuttgart: Schattauer.

Sichart-Hartmann, R. (2011). Mobbing aus psychotraumatologischer Sicht: Eine neue Behandlungsstrategie. In: Hartmann, J., Sichart-Hartmann, R., & Danner, D. (Hg.). Selbstbejahung als Weg aus dem Trauma. Kröning: Asanger.

Sölle, D. (1975). Die Hinreise. Stuttgart: Kreuz Verlag.

Vogt, R. (2015). Täterintrojekt. Kröning: Asanger.

Weber, S. (2014). Theki. Entwickle dich! Berlin München: Scorpio.

Marilyn Van Derbur

Tagkind – Nachtkind

Das Trauma sexueller Gewalt. Überlebenswege, Heilungsgeschichte, Hilfen zur Prävention. 5. Aufl., 544 S., Festeinband, 39.50 €
ISBN 978-3-89334-543-4

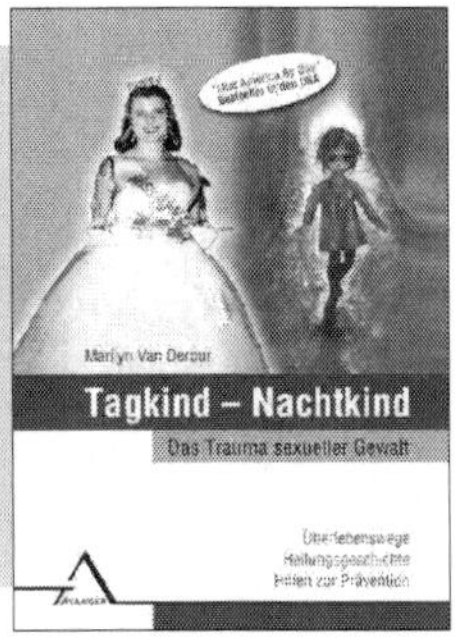

Das Nachtkind, das vom 5. bis zum 18. Lebensjahr vom rücksichtslosen Vater missbraucht wurde, war vom Bewusstsein abgespalten. Erst im Alter von 53 Jahren war Marilyn in der Lage, in aller Öffentlichkeit zu sagen: „Ich habe den Inzest überlebt".

„In jedem Fall ist das Buch eine Empfehlung und Ermutigung. Van Derbur hat den Opfern eine Stimme gegeben. Sie hat sorgsam recherchiert, einfühlsam beschrieben und eine Botschaft an die Betroffenen gerichtet. Fazit: Unbedingt lesen!" (Psychotherapeuten-Journal)

Alison Miller

Jenseits des Vorstellbaren

Therapie bei Ritueller Gewalt und Mind Control. 2. Aufl., 464 S., Festeinband, 49.- €
ISBN 978-3-89334-579-3

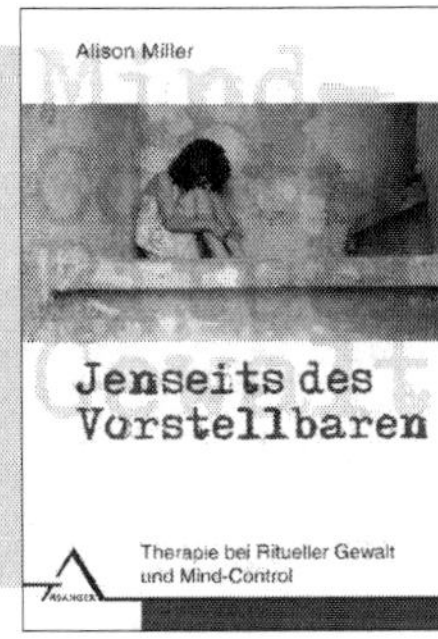

Übersetzung von „Healing the unimaginable: Treating Ritual Abuse and Mind Control. Alison Miller hat ein einzigartiges Handbuch über die Methoden und Folgen ritueller Gewalt und Mind Control verfasst.

„Ihr gebührt der Verdienst, dass sie sachlich über ein fast unvorstellbares Maß gezielter Gewalt gegen Menschen berichtet ... entlarvt die Lügen der Programmierer und der Tätergruppen." (Deutsches Ärzteblatt)

Monika Becker-Fischer, Gottfried Fischer

Sexuelle Übergriffe in Psychotherapie und Psychiatrie

4., neu bearb., erw. u. aktual. Aufl., 220 S., 25.50 €
ISBN 978-3-89334-460-8

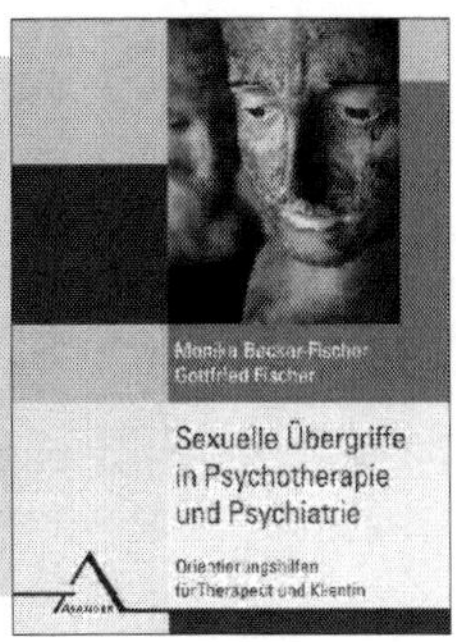

Orientierungshilfen für Therapeut und Klientin. Über die Hintergründe sexueller Übergriffe in Psychotherapie, Psychoanalyse und Psychiatrie, Folgeschäden und Maßnahmen zur Vorbeugung sowie Folgetherapien für Therapeuten und missbrauchte Patientinnen.

„In eindrucksvoller Weise ist es gelungen, darzustellen, wie gut ausgebildete Therapeuten und Ärzte zu Tätern mutieren ... und dass es neuer Konzepte der Prävention in der Ausbildung und Berufsaufsicht bedarf" (Deutsches Ärzteblatt)

Susanne Reichelt

Mein Vater wird mich heiraten

Tagebuch einer NLP-Therapie nach sexuellem Missbrauch. 200 S., 32 Abb., 9.50 €
ISBN 978-3-89334-368-7

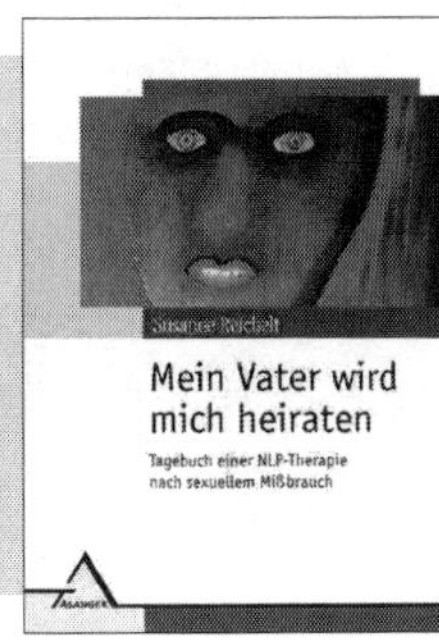

Ein ergreifend geschriebenes Tagebuch einer NLP-Therapie nach sexuellem Mißbrauch mit 33 im Lauf der Therapie gemalten Bildern. In Selbsthilfegruppen versuchte die Autorin vergeblich, ihr Stottern loszuwerden. In der NLP-Therapie wurde es zum Wegweiser für die Ursachen – den langjährigen, traumatisierenden sexuellen Mißbrauch durch den Vater.

„Mit diesem Buch halten Sie eine außergewöhnliche Dokumentation in Ihren Händen: die Veröffentlichung des Heilungsprozesses einer erwachsenen Frau, die jahrelang als Kind von ihrem Vater sexuell missbraucht wurde." (Ihr NLP-Therapeut J. W. Kluczny)

Asanger Verlag GmbH • Dr. Gerd Wenninger • Bödldorf 3 • 84178 Kröning
Tel. 08744-7262 • Fax 08744-967755 • e-mail: verlag@asanger.de